黄元御精品医书系列

黄元御四圣医书

清·黄元御 撰
秦悦 整理

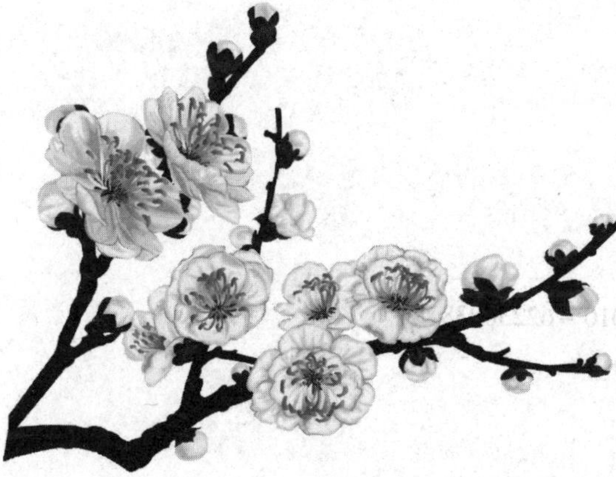

中国医药科技出版社

图书在版编目（CIP）数据

黄元御四圣医书/（清）黄元御撰；秦悦整理．—北京：中国医药科技出版社，2011.8

（黄元御精品医书系列）

ISBN 978－7－5067－5010－3

Ⅰ.①黄…　Ⅱ.①黄…　Ⅲ.①中国医药学－古籍－汇编－清代　Ⅳ.①R2－52

中国版本图书馆CIP数据核字（2011）第082349号

美术编辑　陈君杞

版式设计　郭小平

出版　中国医药科技出版社

地址　北京市海淀区文慧园北路甲22号

邮编　100082

电话　发行：010－62227427　邮购：010－62236938

网址　www.cmstp.com

规格　710×1020mm 1/16

印张　11½

字数　142千字

版次　2011年8月第1版

印次　2024年4月第3次印刷

印刷　大厂回族自治县彩虹印刷有限公司

经销　全国各地新华书店

书号　ISBN 978－7－5067－5010－3

定价　25.00元

整理说明

黄元御（1705～1758年），名玉璐，字元御，一字坤载，号研农，别号玉楸子。山东昌邑人。清乾隆年间著名医学家，尊经派的代表人物。乾隆十四年春（1749年），黄元御初草《四圣悬枢》一书，辨析温疫痘疹之义。二月作《四圣心源》，解内外百病原始要络。但两书都因事辍笔，直到乾隆十六年六月《四圣悬枢》完稿，乾隆十七年（1752年）十月，黄元御写毕《天人解》一章，经过四年时间，《四圣心源》终于脱稿。所谓四圣，指黄帝、岐伯、越人、仲景。《四圣心源》是一部以临床病证为主，且与基础理论紧密结合的综合性医书。近年来备受中医临床医师关注。

一、本次整理选择中国中医科学院图书馆藏《黄氏医书八种》清咸丰10年庚申（1860年）长沙徐树铭刻本为底本，以1915年上海广益书局石印本等为校本进行校勘，有文字互异处，择善而从。

二、全书加用标点符号，采用简体双栏横排。

三、对异体字进行了规范，药名也规范为目前通用名称。如：白芨改为白及，芎䓖改川芎，旋复花改旋覆花，栝蒌根改栝楼根，等。

四、为便于翻检，在前面增加了总目录，便于读者阅读。

整理者

2011年5月

全书总目

四圣心源 ………………………………………………… 1

四圣悬枢 ………………………………………………… 111

四圣心源

四圣心源·自叙

医有黄帝、岐伯、越人、仲景，四圣之书，争光日月。人亡代革，薪火无传，玉楸子悯后世作者不达其意，既解《伤寒》《金匮》，乃于己巳二月，作《四圣心源》，解内外百病，原始要终，以继先圣之业。创辟大略，遇事辍笔。庚午四月，北游帝城。十一月终，南赴清江。辛未二月，随驾武林。四月还署，研思旧草，十得其九，厥功未竟。八月十五，开舟北上，再客京华。壬申十月，作天人之解，续成全书。癸酉二月，解长沙药性，五月删定《伤寒》，七月笔削《金匮》，八月修温疫痘疹，成于九月十七。维时霖雨初晴，商飙徐发，落木飘零，黄叶满阶。玉楸子处萧凉之虚馆，坐寂莫之闲床，起他乡之遥恨，生故国之绵思。悲哉！清秋之气也，黯然远客之心矣，爰取《心源》故本，加之润色。

嗟乎！往者虞卿违赵而著《春秋》，屈原去楚而作《离骚》。古人论述，往往失地远客，成于羁愁郁闷之中，及乎书竣业就，乃心独喜，然后知当时之失意，皆为后此之得意无穷也。向使虞卿终相赵国，屈原永宦楚邦，则《离骚》不作，《春秋》莫著，迄于今，其人已朽，其书不传，两人之得意，不如其失意也。

当世安乐之人，其得天者诚厚，然隙驷不留，尺波电谢，生存而处华屋，零落而归山丘，身与夕露同晞，名与朝华并灭，荆棘狐兔之中，樵牧歌吟之下，其为安乐者焉在！窃以为天之厚安乐之人，不如其厚羁愁之士，丈夫得失之际，非俗人之所知也。

顾自己巳，以至壬申，历年多矣，元草未就，是天既长与以穷愁之境，而不频假以消闲之日。帝眷之隆，何可恃也，良时非多，勖之而已。

癸酉九月甲戌昌邑黄元御

目　录

四圣心源·卷一 …………………… 7
天人解 …………………… 7
阴阳变化 …………………… 7
五行生克 …………………… 8
脏腑生成 …………………… 8
气血原本 …………………… 9
精神化生 …………………… 9
形体结聚 …………………… 9
五官开窍 …………………… 10
五气分主 …………………… 10
五味根原 …………………… 10
五情缘起 …………………… 11
精华滋生 …………………… 11
糟粕传导 …………………… 12
经脉起止 …………………… 13
奇经部次 …………………… 14
营气运行 …………………… 14
卫气出入 …………………… 15

四圣心源·卷二 …………………… 16
六气解 …………………… 16
六气名目 …………………… 16
六气从化 …………………… 16
六气偏见 …………………… 17
本气衰旺 …………………… 18
厥阴风木 …………………… 18
少阴君火 …………………… 19
少阳相火 …………………… 20
太阴湿土 …………………… 21
阳明燥金 …………………… 21
太阳寒水 …………………… 22
六气治法 …………………… 23
治厥阴风木法 …………………… 23
治少阴君火法 …………………… 23
治少阳相火法 …………………… 23
治太阴湿土法 …………………… 23
治阳明燥金法 …………………… 23
治太阳寒水法 …………………… 23

四圣心源·卷三 …………………… 24
脉法解 …………………… 24
寸口脉法 …………………… 24
寸口人迎脉法 …………………… 25
三部九候脉法 …………………… 25
脏腑脉象 …………………… 26

四时脉体 …………………… 26
真脏脉义 …………………… 27
浮沉大小 …………………… 28
二十四脉 …………………… 29
浮沉 …………………… 29
迟数 …………………… 29
滑涩 …………………… 30
大小 …………………… 31
长短 …………………… 31
缓紧 …………………… 31
石芤 …………………… 32
促结 …………………… 33
弦牢 …………………… 33
濡弱 …………………… 34
散伏 …………………… 34
动代 …………………… 35

四圣心源·卷四 …………………… 37
劳伤解 …………………… 37
中气 …………………… 37
阴阳 …………………… 38
阴虚 …………………… 38
阳虚 …………………… 39
阴脱 …………………… 39
阳脱 …………………… 40
精神 …………………… 40
神惊 …………………… 41
精遗 …………………… 42
气血 …………………… 43
气滞 …………………… 44
气积 …………………… 44
血瘀 …………………… 45
血脱 …………………… 46
衄血 …………………… 46
吐血 …………………… 47
便血 …………………… 48
溺血 …………………… 49

四圣心源·卷五 …………………… 50
杂病解（上） …………………… 50
臌胀根原 …………………… 50
气臌 …………………… 51
水胀 …………………… 51
噎膈根原 …………………… 53
反胃根原 …………………… 54
消渴根原 …………………… 55
癫狂根原 …………………… 57
痰饮根原 …………………… 58
咳嗽根原 …………………… 59
肺痈根原 …………………… 60

四圣心源·卷六 …………………… 61
杂病解（中） …………………… 61
腹痛根原 …………………… 61
腰痛根原 …………………… 62
奔豚根原 …………………… 63

瘕瘕根原 …………………… 64
积聚根原 …………………… 65
蛔虫根原 …………………… 67
便坚根原 …………………… 67
泄利根原 …………………… 68
痢疾根原 …………………… 70
淋沥根原 …………………… 70

四圣心源·卷七 …………………… 73
杂病解（下） …………………… 73
中风根原 …………………… 73
历节根原 …………………… 75
痉病根原 …………………… 76
湿病根原 …………………… 76
黄疸根原 …………………… 78
谷疸 …………………… 78
酒疸 …………………… 78
色疸 …………………… 79
暍病根原 …………………… 80
霍乱根原 …………………… 80
痎疟根原 …………………… 81
温疟 …………………… 81
瘅疟 …………………… 82
牝疟 …………………… 82
伤风根原 …………………… 82
齁喘根原 …………………… 83

四圣心源·卷八 …………………… 85
七窍解 …………………… 85
耳目根原 …………………… 85
目病根原 …………………… 86
疼痛 …………………… 86
耳病根原 …………………… 88
疼痛 …………………… 89
鼻口根原 …………………… 89
鼻病根原 …………………… 90
口病根原 …………………… 91
舌病 …………………… 92
牙痛 …………………… 93
咽喉 …………………… 93
声音 …………………… 94
须发 …………………… 95

四圣心源·卷九 …………………… 96
疮疡解 …………………… 96
痈疽根原 …………………… 96
瘰疬根原 …………………… 98
癞风根原 …………………… 99
痔漏根原 …………………… 99

四圣心源·卷十 …………………… 101
妇人解 …………………… 101
经脉根原 …………………… 101
闭结 …………………… 102
崩漏 …………………… 102

先期后期 …………………… 103
结瘀紫黑 …………………… 104
经行腹痛 …………………… 104
热入血室 …………………… 104
杂病根原 …………………… 105
带下 ………………………… 105
骨蒸 ………………………… 106
胎妊解 ……………………… 106
结胎 ………………………… 107
堕胎 ………………………… 107
胎漏 ………………………… 108
产后根原 …………………… 109

四圣心源·卷一

昔在黄帝，咨于岐伯，作《内经》，以究天人之奥。其言曰：善言天者，必有验于人。然则善言人者，必有验于天矣。天人一也，未识天道，焉知人理！

慨自越人、仲景而后，秘典弗著，至教无传。叹帝宰之杳茫，怅民义之幽深，徒托大象，不测其原，空抚渺躬，莫解其要。人有无妄之疾，医乏不死之方，群称乳虎，众号苍鹰。哀彼下泉之人，念我同门之友，作天人解。

天 人 解

阴阳变化

阴阳未判，一气混茫。气含阴阳，则有清浊，清则浮升，浊则沉降，自然之性也。升则为阳，降则为阴，阴阳异位，两仪分焉。清浊之间，是谓中气，中气者，阴阳升降之枢轴，所谓土也。

枢轴运动，清气左旋，升而化火，浊气右转，降而化水，化火则热，化水则寒。方其半升，未成火也，名之曰木。木之气温，升而不已，积温成热，而化火矣。方其半降，未成水也，名之曰金。金之气凉，降而不已，积凉成寒，而化水矣。

水、火、金、木，是名四象。四象即阴阳之升降，阴阳即中气之浮沉。分而名之，则曰四象，合而言之，不过阴阳。分而言之，则曰阴阳，合而言之，不过中气所变化耳。

四象轮旋，一年而周，阳升于岁半之前，阴降于岁半之后。阳之半升则为春，全升则为夏，阴之半降则为秋，全降则为冬。春生夏长，木火之气也，故春温而夏热，秋收冬藏，金水之气也，故秋凉而冬寒。土无专位，寄旺于四季之月，各十八日，而其司令之时，则在六月之间。土合四象，是谓五行也。

五行生克

五行之理，有生有克，木生火，火生土，土生金，金生水，水生木，木克土，土克水，水克火，火克金，金克木。其相生相克，皆以气而不以质也，成质则不能生克矣。

盖天地之位，北寒南热，东温西凉。阳升于东，则温气成春，升于南，则热气成夏，阴降于西，则凉气成秋，降于北，则寒气成冬。春之温生夏之热，夏之热生秋之凉，秋之凉生冬之寒，冬之寒生春之温。土为四象之母，实生四象，曰火生土者，以其寄宫在六月火令之后，六月湿盛，湿为土气也。其实水火交蒸，乃生湿气，六月之时，火在土上，水在土下，寒热相逼，是以湿动，湿者，水火之中气。土寄位于西南，南热而西凉，故曰火生土，土生金也。

相克者，制其太过也。木性发散，敛之以金气，则木不过散，火性升炎，伏之以水气，则火不过炎，土性濡湿，疏之以木气，则土不过湿，金性收敛，温之以火气，则金不过收，水性降润，渗之以土气，则水不过润，皆气化自然之妙也。

脏腑生成

人与天地相参也。阴阳肇基，爰有祖气，祖气者，人身之太极也。祖气初凝，美恶攸分，清浊纯杂，是不一致，厚薄完缺，亦非同伦，后日之灵蠢寿夭，贵贱贫富，悉于此判，所谓命秉于生初也。

祖气之内，含抱阴阳，阴阳之间，是谓中气，中者，土也。土分戊己，中气左旋，则为己土，中气右转，则为戊土，戊土为胃，己土为脾。己土上行，阴升而化阳，阳升于左，则为肝，升于上，则为心，戊土下行，阳降而化阴，阴降于右，则为肺，降于下，则为肾，肝属木而心属火，肺属金而肾属水。是人之五行也。

五行之中，各有阴阳，阴生五脏，阳生六腑。肾为癸水，膀胱为壬水，心为丁火，小肠为丙火，肝为乙木，胆为甲木，肺为辛金，大肠为庚金。五行各一，而火分君相，脏有心主相火之阴，腑有三焦相火之阳也。

气血原本

肝藏血，肺藏气，而气原于胃，血本于脾。盖脾土左旋，生发之令畅，故温暖而生乙木，胃土右转，收敛之政行，故清凉而化辛金。午半阴生，阴生则降，三阴右降，则为肺金，肺金即心火之清降者也，故肺气清凉，而性收敛，子半阳生，阳生则升，三阳左升，则为肝木，肝木即肾水之温升者也，故肝血温暖而性生发。肾水温升而化木者，缘己土之左旋也，是以脾为生血之本，心火清降而化金者，缘戊土之右转也，是以胃为化气之原。

气统于肺，凡脏腑经络之气，皆肺气之所宣布也，其在脏腑则曰气，而在经络则为卫。血统于肝，凡脏腑经络之血，皆肝血之所流注也，其在脏腑则曰血，而在经络则为营。营卫者，经络之气血也。

精神化生

肝血温升，升而不已，温化为热，则生心火，肺气清降，降而不已，清化为寒，则生肾水。水之寒者，五脏之悉凝也，阴极则阳生，故纯阴之中，又含阳气，火之热者，六腑之尽发也，阳极则阴生，故纯阳之中，又胎阴气。阴中有阳，则水温而精盈，阳中有阴，则气清而神旺。

神发于心，方其在肝，神未旺也，而已现其阳魂，精藏于肾，方其在肺，精未盈也，而先结其阴魄。《素问》：随神往来者谓之魂，并精出入者谓之魄。盖阳气方升，未能化神，先化其魂，阳气全升，则魂变而为神。魂者，神之初气，故随神而往来。阴气方降，未能生精，先生其魄，阴气全降，则魄变而为精。魄者，精之始基，故并精而出入也。

形体结聚

肝主筋，其荣爪，心主脉，其荣色，脾主肉，其荣唇，肺主皮，其荣毛，肾主骨，其荣发。凡人之身，骨以立其体干，筋以束其关节，脉以通其营卫，肉以培其部分，皮以固其肌肤。

皮毛者，肺金之所生也，肺气盛则皮毛致密而润泽。肌肉者，脾土之所生也，脾气盛则肌肉丰满而充实。脉络者，心火之所生也，心气盛则脉络疏通而条达。筋膜者，肝木之所生也，肝气盛则筋膜滋荣而和畅。髓骨者，肾水之所生也，肾气盛则髓骨坚凝而轻利。五气皆备，形成而体具矣。

五官开窍

肝窍于目，心窍于舌，脾窍于口，肺窍于鼻，肾窍于耳。五脏之精气，开窍于头上，是谓五官。

手之三阳，自手走头，足之三阳，自头走足，头为手足六阳之所聚会。五脏阴也，阴极生阳，阳性清虚而亲上，清虚之极，神明出焉。五神发露，上开七窍，声色臭味，于此攸辨。

官窍者，神气之门户也。清阳上升，则七窍空灵，浊阴上逆，则五官窒塞。清升浊降，一定之位。人之少壮，清升而浊降，故上虚而下实，人之衰老，清陷而浊逆，故下虚而上实。七窍之空灵者，以其上虚，五官之窒塞者，以其上实，其实者，以其虚也，其虚者，以其实也。

五气分主

肝属木，其色青，其臭臊，其味酸，其声呼，其液泣。心属火，其臭焦，其味苦，其声笑，其液汗，其色赤。脾属土，其味甘，其声歌，其液涎，其色黄，其臭香。肺属金，其声哭，其液涕，其色白，其臭腥，其味辛。肾属水，其液唾，其色黑，其臭腐，其味咸，其声呻。

盖肝主五色，五脏之色，皆肝气之所入也，入心为赤，入脾为黄，入肺为白，入肾为黑。心主五臭，五脏之臭，皆心气之所入也，入脾为香，入肺为腥，入肾为腐，入肝为臊。脾主五味，五脏之味，皆脾气之所入也，入肺为辛，入肾为咸，入肝为酸，入心为苦。肺主五声，五脏之声，皆肺气之所入也，入肾为呻，入肝为呼，入心为言，入脾为歌。肾主五液，五脏之液，皆肾气之所入也，入肝为泪，入心为汗，入脾为涎，入肺为涕。

五味根原

木曰曲直，曲直作酸，火曰炎上，炎上作苦，金曰从革，从革作辛，水曰润下，润下作咸，土爰稼穑，稼穑作甘。火性炎上，上炎则作苦，水性润下，下润则作咸，木性升发，直则升而曲则不升，郁而不升，是以作酸，金性降敛，从则降而革则不降，滞而不降，是以作辛。

使坎离交姤，龙虎回环，则火下炎而不苦，水上润而不咸，木直升而不酸，金从降而不辛。金木者，水火所由以升降也，木直则肾水随木而左升，金从则心火随金而右降，木曲而不直，故肾水下润，金革而不从，故心火上炎。而交济水火，升降金木之权，总在于土，土者，水火金木之中气，左旋则化木火，右转则化金水，实四象之父母也。不苦、不咸、不酸、不辛，是以味甘。己土不升，则水木下陷，而作酸咸，戊土不降，则火金上逆，而作苦辛，缘土主五味，四象之酸苦辛咸，皆土气之中郁也。四象之内，各含土气，土郁则传于四脏，而作诸味，调和五脏之原，职在中宫也。

五情缘起

肝之气风，其志为怒。心之气热，其志为喜。肺之气燥，其志为悲。肾之气寒，其志为恐。脾之气湿，其志为思。盖阳升而化火则热，阴降而化水则寒。离火上热，泄而不藏，敛之以燥金，则火交于坎府，坎水下寒，藏而不泄，动之以风木，则水交于离宫。木生而火长，金收而水藏，当其半生，未能茂长，则郁勃而为怒，既长而神气畅达，是以喜也，当其半收，将至闭藏，则牢落而为悲，既藏而志意幽沦，是以恐也。

物情乐升而恶降，升为得位，降为失位。得位则喜，未得则怒，失位则恐，将失则悲，自然之性如此，其实总土气之回周而变化也。

己土东升，则木火生长，戊土西降，则金水收藏，生长则为喜怒，收藏则为悲恐。若轮枢莫运，升降失职，喜怒不生，悲恐弗作，则土气凝滞，而生忧思。

心之志喜，故其声笑，笑者，气之升达而酣适也。肾之志恐，故其声呻，呻者，气之沉陷而幽郁也。肝之志怒，故其声呼，呼者，气方升而未达也。肺之志悲，故其声哭，哭者，气方沉而将陷也。脾之志忧，故其声歌，歌者，中气结郁，故长歌以泄怀也。

精华滋生

阴生于上，胃以纯阳而含阴气，有阴则降，浊阴下降，是以清虚而善容纳。阳生于下，脾以纯阴而含阳气，有阳则升，清阳上升，是以温暖而善消磨。水谷入胃，脾阳磨化，渣滓下传，而为粪溺，精华上奉，而变气血。

气统于肺，血藏于肝，肝血温升，则化阳神，肺气清降，则产阴精。五脏皆有精，悉受之于肾，五脏皆有神，悉受之于心，五脏皆有血，悉受之于肝，五脏皆有气，悉受之于肺，总由土气之所化生也。

土爰稼穑，稼穑作甘，谷味之甘者，秉土气也。五谷香甘，以养脾胃，土气充盈，分输四子，己土左旋，谷气归于心肺，戊土右转，谷精归于肾肝。脾胃者，仓廪之官，水谷之海，人有胃气则生，绝胃气则死。胃气即水谷所化，食为民天，所关非细也。

糟粕传导

水谷入胃，消于脾阳。水之消化，较难于谷。缘脾土磨化，全赖于火，火为土母，火旺土燥，力能克水，脾阳蒸动，水谷精华，化为雾气，游溢而上，归于肺家，肺金清肃，雾气降洒，化而为水，如釜水沸腾，气蒸为雾也。

气化之水，有精有粗，精者入于脏腑，而为津液，粗者入于膀胱，而为溲溺。溲溺通利，胃无停水，糟粕后传，是以便干。

《灵枢·营卫生会》：上焦如雾，中焦如沤，下焦如渎。气水变化于中焦，沤者，气水方化，而未盛也，及其已化，则气腾而上，盛于胸膈，故如雾露，水流而下，盛于膀胱，故如川渎。

川渎之决，由于三焦，《素问·灵兰秘典》：三焦者，决渎之官，水道出焉。盖三焦之火秘，则上温脾胃而水道通，三焦之火泄，则下陷膀胱而水窍闭。《灵枢·本输》：三焦者，足太阳少阴之所将，太阳之别也，上踝五寸，别入贯腨肠，出于委阳，并太阳之正，入络膀胱，约下焦，实则闭癃，虚则遗溺。以水性蛰藏，太阳寒水蛰藏，三焦之火秘于肾脏，则内温而外清，水府清通，上窍常开，是以气化之水渗于膀胱，而小便利。若太阳寒水不能蛰藏，三焦之火泄于膀胱，膀胱热癃，水窍不开，脾胃寒郁，但能消谷，不能消水，水不化气上腾，爰与谷滓并入二肠，而为泄利。泄利之家，水入二肠而不入膀胱，是以小便不利，所谓实则闭癃者，三焦之火泄于膀胱也。

经脉起止

胆、胃、大肠、小肠、三焦、膀胱，是谓六腑，肝、心、脾、肺、肾、心包，是谓六脏，六脏六腑，是生十二经。经有手足不同，阳明大肠、太阳小肠、少阳三焦，是谓手之三阳经，阳明胃、太阳膀胱、少阳胆，是谓足之三阳经，太阴脾、少阴肾、厥阴肝，是谓足之三阴经，太阴肺、少阴心、厥阴心主，是谓手之三阴经。

手之三阳，自手走头。手阳明，自次指，出合谷，循臂上廉，上颈，入下齿，左之右，右之左，上挟鼻孔。手太阳，自小指，从手外侧循臂下廉，上颈，至目内眦。手少阳，自名指，循手表，出臂外，上颈，至目锐眦。三经皆自臂外而走头，阳明在前，太阳在后，少阳在中。

足之三阳，自头走足。足阳明行身之前，自鼻之交頞，循喉咙，入缺盆，下乳，挟脐，循胫外，入大指次指。足太阳行身之后，自目内眦，上额，交巅，下项，挟脊，抵腰，贯臀，入腘中，出外踝，至小指。足少阳行身之侧，自目锐眦，从耳后下颈，入缺盆，下胸，循胁，从膝外廉出外踝，入名指。三经皆自腿外而走足，阳明在前，太阳在后，少阳在中。

足之三阴，自足走胸。足太阴行身之前，自大指，上内踝，入腹，上膈。足少阴行身之后，自小指，循内踝，贯脊，上膈，注胸中。足厥阴行身之侧，自大指，上内踝，抵小腹，贯膈，布胁肋。三经皆自腿里而走胸，太阴在前，少阴在后，厥阴在中。

手之三阴，自胸走手。手太阴，自胸，出腋下，循臑内前廉，入寸口，至大指。手少阴，自胸，出腋下，循臑内后廉，抵掌后，至小指。手厥阴，自胸，出腋下，循臑内，入掌中，至中指。三经皆自臂里而走手，太阴在前，少阴在后，厥阴在中。

手三阳之走头，足三阳之走足，皆属其本腑而络其所相表里之脏，足三阴之走胸，手三阴之走手，皆属其本脏而络其所相表里之腑。手阳明与手太阴为表里，足阳明与足太阴为表里，手太阳与手少阴为表里，足太阳与足少阴为表里，手少阳与手厥阴为表里，足少阳与足厥阴为表里。六阳六阴，分行于左右手足，是谓二十四经也。

奇经部次

奇经八脉，督、任、冲、带、阳跷、阴跷、阳维、阴维。督脉行于身后，起于下极之腧，并入脊里，上至风府，入属于脑，诸阳之纲也。任脉行于身前，起于中极之下，循腹里，上关元，入目，络舌，诸阴之领也。冲脉起于气冲，并足少阴，挟脐上行，至胸中而散，诸经之海也。带脉起于季胁，回身一周，环腰如带，诸经之约也。阳跷起于跟中，循外踝上行，入于风池，主左右之阳也。阴跷起于跟中，循内踝上行，交贯冲脉，主左右之阴也。阳维起于诸阳会，维络于身，主一身之表也。阴维起于诸阴交，维络于身，主一身之里也。阳跷、阳维者，足太阳之别。阴跷、阴维者，足少阴之别。

凡此八脉者，经脉之络也。经脉隆盛，入于络脉，络脉满溢，不拘于经，内溉脏腑，外濡腠理，别道自行，谓之奇经也。

营气运行

水谷入胃，化生气血，气之慓悍者，行于脉外，命之曰卫，血之精专者，行于脉中，命之曰营。

营卫运行，一日一夜周身五十度。人一呼，脉再动，一吸，脉再动，呼吸定息，脉五动，闰以太息，脉六动，一息六动，人之常也。一动脉行一寸，六动脉行六寸。

《灵枢·脉度》：手之六阳，从手至头，长五尺，五六三丈。手之六阴，从手至胸，长三尺五寸，三六一丈八尺，五六三尺，合二丈一尺。足之六阳，从足至头，长八尺，六八四丈八尺。足之六阴，从足至胸，长六尺五寸，六六三丈六尺，五六三尺，合三丈九尺。跷脉从足至目，长七尺五寸，二七一丈四尺，二五一尺，合一丈五尺。督脉、任脉，长四尺五寸，二四八尺，二五一尺，合九尺。凡都合一十六丈二尺。平人一日一夜一万三千五百息，一息脉行六寸，十息脉行六尺。一日百刻，一刻一百三十五息，人气半周于身，脉行八丈一尺，两刻二百七十息，人气一周于身，脉行十六丈二尺，百刻一万三千五百息，人气五十周于身，脉行八百一十丈。

营气之行也，常于平旦寅时从手太阴之寸口始，自手太阴注手阳明，足阳明注足太阴，手少阴注手太阳，足太阳注足少阴，手厥阴注手少阳，足少阳注足厥阴，终于两跷、督、任，是谓一周也。二十八脉，周而复始，阴阳相贯，如环无端。五十周毕，明日寅时，又会于寸口。此营气之度也。

卫气出入

卫气昼行阳经二十五周，夜行阴脏二十五周。

卫气之行也，常于平旦寅时从足太阳之睛明始，睛明在目之内眦，足太阳之穴也。平旦阳气出于目，目张则气上行于头，循项，下足太阳，至小指之端，别入目内眦，下手太阳，至小指之端，别入目锐眦，下足少阳，至小指次指之端，上循手少阳之分侧，下至名指之端，别入耳前，下足阳明，至中指之端，别入耳下，下手阳明，至次指之端，其至于足也，入足心，出内踝，下入足少阴经，阴跷者，足少阴之别，属于目内眦，自阴跷而复合于目，交于足太阳之睛明，是谓一周。如此者二十五周，日入阳尽，而阴受气矣，于是内入于阴脏。其入于阴也，常从足少阴之经而注于肾，肾注于心，心注于肺，肺注于肝，肝注于脾，脾复注于肾，是谓一周。如此者二十五周，平旦阴尽而阳受气矣，于是外出于阳经。其出于阳也，常从肾至足少阴之经，而复合于目。卫气入于阴则寐，出于阳则寤。一日百刻，周身五十。此卫气之度也。

《难经》营卫相随之义，言营行脉中，卫行脉外，相附而行，非谓其同行于一经也。

四圣心源·卷二

内外感伤，百变不穷，溯委穷源，不过六气，六气了彻，百病莫逃，义至简而法至精也。仲景既没，此义遂晦，寒热错讹，燥湿乖谬，零素雪于寒泉，飘温风于阳谷，以水益水而愈深，以火益火而弥热。生灵夭札，念之疚心，作六气解。

六　气　解

六气名目

厥阴风木	足厥阴肝	乙木
	手厥阴心主	相火
少阴君火	手少阴心	丁火
	足少阴肾	癸水
少阳相火	手少阳三焦	相火
	足少阳胆	甲木
太阴湿土	足太阴脾	己土
	手太阴肺	辛金
阳明燥金	手阳明大肠	庚金
	足阳明胃	戊土
太阳寒水	足太阳膀胱	壬水
	手太阳小肠	丙火

六气从化

天有六气，地有五行，六气者，风、热、暑、湿、燥、寒，五行者，木、火、土、金、水。在天成象，在地成形，六气乃五行之魂，五行即六气之魄。人为天地之中气，秉天气而生六腑，秉地气而生五脏。六气五行，皆备于人身，内伤者，病于人气之偏，外感者，因天地之气偏，而人气感之。

内外感伤，总此六气。其在天者，初之气，厥阴风木也，在人则肝之经应之，二之气，少阴君火也，在人则心之经应之，三之气，少阳相火也，在人则三焦之经应之，四之气，太阴湿土也，在人则脾之经应之，五之气，阳明燥金也，在人则大肠之经应之，六之气，太阳寒水也，在人则膀胱之经应之。

天人同气也，经有十二，六气统焉。足厥阴以风木主令，手厥阴火也，从母化气而为风，手少阳以相火主令，足少阳木也，从子化气而为暑，手少阴以君火主令，足少阴水也，从妻化气而为热，足太阳以寒水主令，手太阳火也，从夫化气而为寒，足太阴以湿土主令，手太阴金也，从母化气而为湿。手阳明以燥金主令，足阳明土也，从子化气而为燥。

盖癸水上升，而化丁火，故手少阴以君火司气，而足少阴癸水在从化之例，丙火下降，而化壬水，故足太阳以寒水当权，而手太阳丙火在奉令之条。木之化火也，木气方盛，而火气初萌，母强子弱，故手厥阴以相火而化气于风木，火气既旺，而木气已虚，子壮母衰，故足少阳以甲木而化气于相火。土之化金也，土气方盛，而金气初萌，母强子弱，故手太阴以辛金而化气于湿土，金气方旺，而土气已虚，子壮母衰，故足阳明以戊土而化气于燥金。母气用事，子弱未能司权，则子从母化，子气用事，母虚不能当令，则母从子化，所谓将来者进，成功者退，自然之理也。

六气偏见

人之六气，不病则不见，凡一经病，则一经之气见。平人六气调和，无风、无火、无湿、无燥、无热、无寒，故一气不至独见，病则或风、或火、或湿、或燥、或寒、或热，六气不相交济，是以一气独见。如厥阴病则风盛，少阴病则热盛，少阳病则暑盛，太阴病则湿盛，阳明病则燥盛，太阳病则寒盛也。

以此气之偏盛，定缘彼气之偏虚，如厥阴风盛者，土金之虚也，少阴热盛、少阳暑盛者，金水之虚也，太阴湿盛者，水木之虚也，阳明燥盛者，木火之虚也，太阳寒盛者，火土之虚也。以六气之性，实则克其所胜而侮所不胜，虚则己所不胜者乘之，而己所能胜者亦来侮之也。

究之一气之偏盛，亦缘于虚。厥阴能生，则阳气左升而木荣，其风盛者，生意之不遂也。少阴能长，则君火显达而上清，其热盛者，长气之不旺也。阳明能收，则阴气右降而金肃，其燥盛者，收令之失政也。太阳能藏，则相火闭蛰而下暖，其寒盛者，藏气之不行也。土为四维之中气，木火之能生长者，太阴己土之阳升也，金水之能收藏者，阳明戊土之阴降也，中气旺则戊己转运而土和，中气衰则脾胃湿盛而不运。

土生于火而火灭于水，土燥则克水，土湿则水气泛滥，侮土而灭火。水泛土湿，木气不达，则生意盘塞，但能贼土，不能生火以培土，此土气所以困败也。血藏于肝而化于脾，太阴土燥，则肝血枯而胆火炎，未尝不病。但足太阴脾以湿土主令，足阳明胃从燥金化气，湿为本气而燥为化气，是以燥气不敌湿气之旺。阴易盛而阳易衰，土燥为病者，除阳明伤寒承气证外不多见，一切内外感伤杂病，尽缘土湿也。

本气衰旺

经有十二，司化者六经，从化者六经。从化者不司气化，总以司化者为主，故十二经统于六气。病则或见司化者之本气，或见从化者之本气，或司化者而见从化之气，或从化者而见司化之气，全视乎本气之衰旺焉。

手少阴以君火司化，足少阴之水从令而化热者，常也，而足少阴之病寒，是从化者自见其本气，以水性原寒，手少阴之病寒，是司化者而见从化之气，以君火原从水化也。足太阳以寒水司化，手太阳之火从令而化寒者，常也，而手太阳之病热，是从化者自见其本气，以火性原热，足太阳之病热，是司化者而见从化之气，以寒水原从火化也。足厥阴以风木司化，手厥阴之火从令而化风，手少阳以相火司化，足少阳之木从令而化暑者，常也，而手厥阴之病暑，足少阳之病风，是从化者自见其本气，以火性生暑而木性生风也。足太阴以湿土司化，手太阴之金从令而化湿，手阳明以燥金司化，足阳明之土从令而化燥者，常也，而手太阴之病燥，足阳明之病湿，是从化者自见其本气，以金性本燥而土性本湿也。

大抵足太阳虽以寒化，而最易病热。手少阴虽以热化，而最易病寒。厥阴原以风化，而风盛者固多。少阳虽以火化，而火败者非少。金性本燥，而手太阴从土化湿者，常有七八。土性本湿，而足阳明从金化燥者，未必二三也。

厥阴风木

风者，厥阴木气之所化也，在

天为风，在地为木，在人为肝。足厥阴以风木主令，手厥阴心主以相火而化气于风木，缘木实生火，风木方盛，子气初胎，而火令未旺也。

冬水闭藏，一得春风鼓动，阳从地起，生意乃萌。然土气不升，固赖木气以升之，而木气不达，实赖土气以达焉。盖厥阴肝木，生于肾水而长于脾土，水土温和，则肝木发荣，木静而风恬，水寒土湿，不能生长木气，则木郁而风生。

木以发达为性，己土湿陷，抑遏乙木发达之气，生意不遂，故郁怒而克脾土，风动而生疏泄，凡腹痛下利，亡汗失血之证，皆风木之疏泄也。肝藏血而华色，主筋而荣爪，风动则血耗而色枯，爪脆而筋急，凡眦黑唇青，爪断筋缩之证，皆风木之枯燥也。及其传化乘除，千变不穷。故风木者，五脏之贼，百病之长，凡病之起，无不因于木气之郁，以肝木主生，而人之生气不足者，十常八九，木气抑郁而不生，是以病也。

木为水火之中气，病则土木郁迫，水火不交，外燥而内湿，下寒而上热。手厥阴，火也，木气畅遂，则厥阴心主从令而化风，木气抑郁，则厥阴心主自现其本气，是以厥阴之病，下之则寒湿俱盛，上之则风热兼作，其气然也。

少阴君火

热者，少阴君火之所化也，在天为热，在地为火，在人为心。少阴以君火主令，手少阴心，火也，足少阴肾，水也，水火异气，而以君火统之，缘火位于上而生于下。坎中之阳，火之根也，坎阳升则上交离位而化火，火升于水，是以癸水化气于丁火。水化而为火，则寒从热化，故少阴之气，水火并统，而独以君火名也。

君火虽降于手而实升于足，阳盛则手少阴主令于上而癸水亦成温泉，阴盛则足少阴司气于下而丁火遂为寒灰。以丁火虽司气化，而制胜之权，终在癸水，所恃者，生土以镇之。但土虽克水，而百病之作，率由土湿，湿则不能克水，而反被水侮。土能克水者，惟伤寒阳明承气一证，其余则寒水侮土者，十九不止。土溃则火败，故少阴一病，必寒水泛滥而火土俱负，其势然也。至于上热者，此相火之逆也。火中有液，癸水之根，相火上逆，灾及宫城，心液消亡，是以热作。凡少阴病热，乃受累于相火，实非心家之过。而方其上热，必有下寒，以水火分离，而不交也。见心家之热，当顾及肾家之寒。盖水火本交，彼此相交，则为一气，不交则离析分崩，逆为冰炭。究之火不胜水，则上热不敌下寒之剧，不问可知也。

血根于心而藏于肝，气根于肾而藏于肺，心火上热，则清心家之血，肾水下寒，则暖肾家之气。故补肝之血则宜温，补心之血则宜清，补肺之气则宜凉，补肾之气则宜暖，此定法也。

少阳相火

暑者，少阳相火之所化也，在天为暑，在地为火，在人为三焦。手少阳以相火主令，足少阳胆以甲木而化气于相火，缘火生于木，相火既旺，母气传子，而木令已衰也。

三焦之火，随太阳膀胱之经下行，以温水脏，出腘中，贯腨肠，而入外踝。君火升于足而降于手，相火升于手而降于足，少阳之火降，水得此火，而后通调，故三焦独主水道。《素问·灵兰秘典》：三焦者，决渎之官，水道出焉。膀胱者，州都之官，津液藏焉，气化则能出矣。盖水性闭蛰而火性疏泄，闭蛰则善藏，疏泄则善出。《灵枢·本输》：三焦者，入络膀胱，约下焦，实则闭癃，虚则遗溺。相火下蛰，水脏温暖而水腑清利，则出不至于遗溺，藏不至于闭癃，而水道调矣。水之所以善藏者，三焦之火秘于肾脏也，此火一泄，陷于膀胱，实则下热而闭癃，虚则下寒而遗溺耳。

手之阳清，足之阳浊，清则升而浊则降，手少阳病则不升，足少阳病则不降，凡上热之证，皆甲木之不降，于三焦无关也。相火本自下行，其不下行而逆升者，由于戊土之不降。戊土与辛金，同主降敛，土降而金敛之，相火所以下潜也，戊土不降，辛金逆行，收气失政，故相火上炎。足少阳虽从三焦化火，而原属甲木，病则兼现其本气。相火逆行，则克庚金，甲木上侵，则贼戊土，手足阳明，其气本燥，木火双刑，则燥热郁发，故少阳之病，多传阳明。然少阳之气，阴方长而阳方消，其火虽盛，而亦易衰。阴消阳长则壮，阴长阳消则病，病于相火之衰者，十之八九（内伤惊悸之证，皆相火之衰也），病于相火之旺者，十之一二而已（伤寒少阳有之）。

太阴湿土

湿者，太阴土气之所化也，在天为湿，在地为土，在人为脾。太阴以湿土主令，辛金从土而化湿，阳明以燥金主令，戊土从金而化燥。己土之湿为本气，戊土之燥为子气，故胃家之燥不敌脾家之湿，病则土燥者少而土湿者多也。

太阴主升，己土升则癸水与乙木皆升。土之所以升者，脾阳之发生也，阳虚则土湿而不升，己土不升，则水木陷矣。火金在上，水木在下，火金降于戊土，水木升于己土，戊土不降，则火金上逆，己土不升，则水木下陷，其原总由于湿盛也。

《子华子》：阴阳交，则生湿。湿者，水火之中气，上湿则化火而为热，下湿则化水而为寒，然上亦有湿寒，下亦有湿热。湿旺气郁，津液不行，火盛者，熏蒸而生热痰，火衰者，泛滥而生寒饮，此湿寒之在上者。湿旺水郁，膀胱不利，火衰者，流溢而为白淫，火盛者，梗涩而为赤浊，此湿热之在下者。

便黄者，土色之下传，便赤者，木气之下陷。缘相火在水，一线阳根，温升而化乙木。木中温气，生火之母，升则上达而化火，陷则下郁而生热。木气不达，侵逼土位，以其郁热，传于己土，己土受之，于是浸淫于膀胱，五行之性，病则传其所胜，其势然也。

阴易盛而阳易衰，故湿气恒长而燥气恒消。阴盛则病，阳绝则死，理之至浅，未尝难知。后世庸愚，补阴助湿，泻火伐阳，病家无不夭枉于滋润，此古今之大祸也。

阳明燥金

燥者，阳明金气之所化也，在天为燥，在地为金，在人为大肠。阳明以燥金主令，胃土从令而化燥，太阴以湿土主令，肺金从令而化湿。胃土之燥，子气而非本气，子气不敌本气之旺，故阴盛之家，胃土恒湿，肺金之湿，母气而非本气，母气不敌本气之旺，故阳盛之家，肺金恒燥。

太阴性湿，阳明性燥，燥湿调停，在乎中气。中气旺则辛金化气于湿土而肺不伤燥，戊土化气于燥金而胃不伤湿，中气衰则阴阳不交而燥湿偏见，湿胜其燥，则饮少而食减，溺涩而便滑，燥胜其湿，则疾饥而善渴，水利而便坚。

阴易进而阳易退，湿胜者常多，燥胜者常少，辛金化湿者，十之八九，戊土化燥者，百不二三。阳明虽燥，病则太阴每胜而阳明每负，土燥而水亏者，伤寒阳明承气证外绝无而仅有，是以仲景垂法，以少阴负趺阳者为顺。缘火胜则土燥，水胜则土湿，燥则克水，湿则反为水侮。水负则生，土负则死，故少阴宜负而趺阳宜胜，以土能胜水，则中气不败，未有中气不败而人死者。

燥为寒热之中气，上燥则化火而为热，下燥则化水而为寒。反胃噎膈之家，便若羊矢，其胃则湿而肠则燥。

湿为阴邪，阴性亲下，故根起于脾土而标见于膝踝，燥为阳邪，阳性亲上，故根起于大肠而标见于肘腕。所谓阴邪居下，阳邪居上，一定之位也。

然上之燥亦因于下之湿，中风之家，血枯筋缩，其膝踝是湿，而肘腕未尝非燥。使己土不湿，则木荣血畅，骨弱筋柔，风自何来！医家识燥湿之消长，则仲景堂奥可阶而升矣。

太阳寒水

寒者，太阳水气之所化也，在天为寒，在地为水，在人为膀胱。太阳以寒水主令，足太阳膀胱，水也，手太阳小肠，火也，火水异气，而以寒水统之，缘水位于下而生于上。离中之阴，水之根也，离阴降而下交坎位而化水，水降于火，是以丙火化气于壬水。火化而为水，则热从寒化，故太阳之气，水火并统，而独以寒水名也。

水性本寒，少阳三焦之火，随太阳而下行，水得此火，应当不寒，不知水之不寒者，癸水而非壬水也。盖水以蛰藏为性，火秘于内，水敛于外，是谓平人。木火主里，自内而生长之，故里气常温，金水主表，自外而收藏之，故表气常清。血生于木火，故血温而内发，气化于金水，故气清而外敛。人之经脉，厥阴在里，春气之内生也，次则少阴，夏气之内长也，次则阳明，秋气之外收也，太阳在表，冬气之外藏也。阳藏则外清而内温，阳泄则内寒而外热，外易寒水而为热火，内易温泉而为寒冰，外愈热而内愈寒，生气绝根，是以死也。

癸水温而壬水寒则治，癸水寒而壬水热则病。癸水病则必寒，壬水病则多热，以丁火化于癸水，故少阴之脏，最易病寒，壬水化于丙火，故太阳之腑，最易病热。是以病寒者，独责癸水而不责壬水，病热者，独责壬水而不责癸水也。

仲景《伤寒》，以六经立法，从六气也。六气之性情形状，明白昭揭，医必知此，而后知六经之证。六经之变化虽多，总不外乎六气，此义魏晋而后，绝无解者，先圣之法，一线莫传，凌夷至于今日，不堪问矣。

六气治法

◎治厥阴风木法

桂枝苓胶汤

甘草　桂枝　白芍　茯苓　当归　阿胶　生姜　大枣

上热加黄芩。下寒加干姜、附子。

◎治少阴君火法

黄连丹皮汤

黄连　白芍　生地　丹皮

少阴病，水胜火负，最易生寒。若有下寒，当用椒、附。

◎治少阳相火法

柴胡芍药汤

柴胡　黄芩　甘草　半夏　人参　生姜　大枣　白芍

◎治太阴湿土法

术甘苓泽汤

甘草　茯苓　白术　泽泻

◎治阳明燥金法

百合五味汤

百合　石膏　麦冬　五味

◎治太阳寒水法

苓甘姜附汤

甘草　茯苓　干姜　附子

太阳病，最易化生湿热，以化气于丙火，而受制于湿土也。若有湿热，当用栀、膏之类。

四圣心源·卷三

六腑化谷，津液布扬，流溢经络，会于气口，气口成寸，以决死生。微妙在脉，不可不察。

医法无传，脉理遂湮，金简长封，玉字永埋。方书累架，七诊之义无闻，医录连床，九候之法莫著，既迷罔于心中，复绵昧于指下，使踟蹰之余，命饱庸妄之毒手。顾此恨恨，废卷永怀，作脉法解。

脉法解

寸口脉法

饮食入胃，腐化消磨，手太阴散其精华，游溢经络，以化气血。气血周流，现于气口，以成尺寸。

气口者，手太阴肺经之动脉也。关前为寸，关后为尺，尺为阴而寸为阳，关者，阴阳之中气也。寸口在鱼际之分，关上在太渊之分，尺中在经渠之分。

心与小肠候于左寸，肺与大肠候于右寸，肝胆候于左关，脾胃候于右关，肾与膀胱候于两尺，心主三焦，随水下蛰，亦附此焉。《素问·脉要精微论》：尺内两旁，则季胁也，尺外以候肾，尺里以候腹。中附上，左外以候肝，内以候膈，右外以候胃，内以候脾，两关部也。上附上，右外以候肺，内以候胸中，左外以候心，内以候膻中，两寸部也。前以候前，后以候后，上竟上者，胸喉中事也，下竟下者，少腹腰股膝胫足中事也。谨调尺寸，而表里上下，于此得矣。

盖肺主藏气，而朝百脉，十二经之气，皆受之于肺。平旦寅初，肺气流布，起于寸口，运行十二经中，周而复始，一日一夜，五十度毕，次日平旦寅初，复会于寸口。寸口者，脉之大会。此曰寸口，乃寸尺三部之总名，非但鱼际已也。故十二经之盛衰，悉见于此。《灵枢·经脉》：经脉者，常不可见也，其虚实也，以气口知之，此气口所以独为五脏主也。气口即寸口。手之三阳，自手走头，大小肠腑虽至浊，而经行头上，则为至清，故与心肺同候于两寸。越人十难，实为定法，近人乃欲候大小肠于两尺，乖谬极矣。

寸口人迎脉法

气口者，手太阴经之动脉，在鱼际之下，人迎者，足阳明经之动脉，在结喉之旁。太阴行气于三阴，故寸口可以候五脏，阳明行气于三阳，故人迎可以候六腑，以太阴为五脏之首，阳明为六腑之长也。

脏阴盛则人迎小而寸口大，虚则人迎大而寸口小，腑阳衰则寸口大而人迎小，旺则寸口小而人迎大。《灵枢·禁服》：寸口主中，人迎主外，春夏人迎微大，秋冬寸口微大，如是者，命曰平人。人迎大一倍于寸口，病在足少阳，一倍而躁，在手少阳。人迎二倍，病在足太阳，二倍而躁，在手太阳。人迎三倍，病在足阳明，三倍而躁，在手阳明。盛则为热，虚则为寒，紧则痛痹，代则乍甚乍间。人迎四倍，且大且数，名曰溢阳，溢阳为外格，死不治。寸口大一倍于人迎，病在足厥阴，一倍而躁，在手厥阴。寸口二倍，病在足少阴，二倍而躁，在手少阴。寸口三倍，病在足太阴，三倍而躁，在手太阴。盛则胀满寒中食不化，虚则热中出糜，少气色变，紧则痛痹，代则乍痛乍止。寸口四倍，且大且数，名曰溢阴，溢阴为内关，死不治。《灵枢·经脉》：人迎与脉口（即寸口也）。俱盛四倍以上，命曰关格，关格者，与之短期。《灵枢·五色》：人迎盛坚者，伤于寒，气口盛坚者，伤于食。以气口主里，伤食则阴郁于内，故气口盛坚，人迎主表，伤寒则阳郁于外，故人迎盛坚。此诊寸口人迎之法也。寸口人迎之脉，载在经文，后世乃有左为人迎、右为气口之说，无稽妄谈，不足辨也。

三部九候脉法

十二经皆有动脉，上部之动脉在头，中部之动脉在手，下部之动脉在足，是为三部，一部三候，是为九候。《素问·三部九候论》：人有三部，部有三候，三候者，有天有地有人也。上部天，两额之动脉，足少阳之颔厌也，上部地，两颊之动脉，足阳明之地仓、大迎也，上部人，耳前之动脉，手少阳之和髎也。中部天，手太阴之太渊、经渠也，中部地，手阳明之合谷也，中部人，手少阴之神门也。下部天，足厥阴之五里也，下部地，足少阴之太溪也，下部人，足太阴之箕门也。

下部之天以候肝，地以候肾，人以候脾胃之气。中部之天以候肺，地以候胸中之气，人以候心。上部之天以候头角之气，地以候口齿之气，人以候耳目之气也。下部之天，女子则取太冲。下部之人，胃气则候于阳明之冲阳，仲景谓之趺阳。此三部九候之法也。《难经》：三部者，寸关尺也，九候者，浮中沉也，与《素问》不同，此一部中之三部九候也，另是一法。

脏腑脉象

五脏为阴，六腑为阳，阴阳既殊，脉象攸分。肝脉弦，心脉洪，脾脉缓，肺脉涩，肾脉沉，其甚者为脏，其微者为腑。《难经》：心脉急甚者，肝邪干心也，微急者，胆邪干小肠也。心脉大甚者，心邪自干心也，微大者，小肠邪自干小肠也。心脉缓甚者，脾邪干心也，微缓者，胃邪干小肠也。心脉涩甚者，肺邪干心也，微涩者，大肠邪干小肠也。心脉沉甚者，肾邪干心也，微沉者，膀胱邪干小肠也。其他脏腑，依此类推。甚者沉而得之，微者浮而得之。

大抵腑脉浮数，脏脉沉迟，“仲景脉法”：浮为在表，沉为在里，数为在腑，迟为在脏是也。盖阳外阴内，一定之理，腑气内交，脏气外济，则阴阳平而脉息调，腑病则气不内交，是以但浮而不沉，脏病则气不外济，是以但沉而不浮也。观越人十难一脉十变之义，大肠、小肠俱候于心脉，可知欲候大小肠于两尺之误。

四时脉体

天地之气，生长于春夏，收藏于秋冬。人与天地同气也，阳气生长，则脉浮升，阴气收藏，则脉沉降，是以春之脉升，夏之脉浮，秋之脉降，冬之脉沉。

《素问·脉要精微论》：天地之变，阴阳之应，彼春之暖，为夏之暑，彼秋之忿，为冬之怒。四变之动，脉与之上下，以春应中规，夏应中矩，秋应中衡，冬应中权。是故冬至四十五日，阳气微上，阴气微下，夏至四十五日，阴气微上，阳气微下。阴阳有时，与脉为期，春日浮，如鱼之游在波，夏日在肤，泛泛乎万物有余，秋日下肤，蛰虫将去，冬日在骨，蛰虫周密，君子居室。升降浮沉，随时变更，寸脉本浮，而一交秋冬，则见沉意，尺脉本沉，而一交春夏，则见浮机，此气化一定，毫髮不爽也。

"仲景脉法"：春弦、秋浮、冬沉、夏洪。弦者，浮升之象，洪者，浮之极也，浮者，金气方收，微有降意，而未能遽沉。大约春脉沉而微浮，夏则全浮，秋脉浮而微沉，冬则全沉，"仲景脉法"原与经义相同耳。

真脏脉义

土者，四维之中气也。脾以阴土而含阳气，故脾阳左升，则化肝木，胃以阳土而胎阴气，故胃阴右降，则化肺金。金降于北，凉气化寒，是谓肾水，木升于南，温气化热，是谓心火。肺肝心肾，四象攸分，实则脾胃之左右升降而变化者也。

脾胃者，四脏之母，母气亏败，四子失养，脉见真脏，则人死焉，故四脏之脉，必以胃气为本。肝脉弦，心脉钩，肺脉毛，肾脉石，脾胃脉缓，其弦钩毛石而缓者，是四脏之有胃气也，其弦钩毛石而不缓者，是谓真脏脉，真脏脉见，胃气败竭，必死不救也。"玉机真脏论"：脾脉者，土也，孤脏以灌四旁者也。"平人气象论"：平人之常气禀于胃，胃者，平人之常气也，人无胃气曰逆，逆者死。人以水谷为本，故人绝水谷则死，脉无胃气亦死。所谓无胃气者，但得真脏脉，不得胃气也。

所谓真脏脉者，真肝脉至，中外急，如循刀刃责责然，如按琴瑟弦，色青白不泽，毛折，乃死。真心脉至，坚而搏，如循薏苡子累累然，色赤黑不泽，毛折，乃死。真脾脉至，弱而乍数乍疏，色黄青不泽，毛折，乃死。真肺脉至，大而虚，如以毛羽中人肤，色白赤不泽，毛折，乃死。真肾脉至，搏而绝，如指弹石辟辟然，色黑黄不泽，毛折，乃死。诸真脏脉见者，皆死不治也。

五脏者，皆禀气于胃，胃者，五脏之本也。脏气者，不能自致于手太阴，必因于胃气乃至于手太阴也，故五脏各以其时自胃而至于手太阴。邪气胜者，精气衰也，病甚者，胃气不能与之俱至于手太阴，故真脏之气独见，独见者，病胜脏也，故曰死。

盖土位乎中，一身之元气也。土生于火而死于水，故仲景垂训，以少阴负趺阳为顺，少阴水胜，则火灭而土败也。自医法失传，后世庸愚，乃滋阴泻阳，补水灭火，以败胃气。以此毒天下，而民从之，良可哀也！

浮沉大小

五脏之脉，心肺俱浮，肾肝俱沉，脾胃居沉浮之间，阳浮而阴沉，其性然也。

然阳主降而阴主升，阳体虽浮，而内含降意，则浮中带沉，阴体虽沉，而内含升意，则沉中带浮。沉而微浮，则阴不下走，浮而微沉，则阳不上飞。若使寸脉但浮而不沉，则阳气上逆而不交于阴，尺脉但沉而不浮，则阴气下陷而不交于阳，水火分离，下寒上热，诸病生矣。

升降阴阳之权，全在乎中，中者，土也。己土升则乙木上达而化清阳，戊土降则辛金下行而化浊阴，阴阳交济，是以寸不但浮而尺不但沉。

土之所以升降失职者，木刑之也。木生于水而长于土，土气冲和，则肝随脾升，胆随胃降，木荣而不郁。土弱而不能达木，则木气郁塞，肝病下陷而胆病上逆。木邪横侵，土被其贼，脾不能升而胃不能降，于是两关之脉大。左关之大者，肝脾之郁而不升也，右关之大者，胆胃之郁而不降也。胆木化气于相火，胆木右降，则相火下蛰，而不上炎，胆木逆升，相火上炎，而刑肺金，肺金被克，清气郁蒸，而生上热，于是右寸之脉亦大。肝木主升，肝木不升，生意抑遏，而生下热，于是左尺之脉亦大。右寸之大者，肺金之上逆也，左尺之大者，肝木之下陷也。

胃主降浊，胃逆则浊气上填，仓廪不纳，恶心呕吐之病生焉。脾主升清，脾陷则清气下郁，水谷不消，胀满泄利之病生焉。肺藏气而性降，肝藏血而性升，金逆则气不清降而上郁，木陷则血不温升而下脱。肺主收敛，肝主疏泄，血升而不至于流溢者，赖肺气之收敛也，气降而不至于固结者，赖肝血之疏泄也。木陷则血脱于下，而肺金失敛，则血上溢，金逆则气郁于上，而肝木不升，则气下结。推之，凡惊悸、吐衄、盗汗、遗精之病，皆金气不能降敛，淋癃、泄痢、嗳腐、吞酸之病，皆木气不能生发。

金逆而莫收敛，则君火失根而左寸亦大，木陷而行疏泄，则相火下拔而右尺亦大。

大者，有余之象也，于其有余之中，得其不足之意，则脉之妙解，而医之至数也。经所谓大则病进者，别有玄机，非后世医书阳盛阴虚之说也。

二十四脉

浮　沉

浮沉者，阴阳之性也。《难经》：呼出心与肺，吸入肾与肝，呼吸之间，脾受谷味也，其脉在中。阳性浮而阴性沉，呼出为阳，心肺之气也，吸入为阴，肾肝之气也。

心肺之脉俱浮，浮而大散者，心也，浮而短涩者，肺也。肾肝之脉俱沉，沉而濡实者，肾也，沉而牢长者，肝也。脾居阴阳之中，其气在呼吸之交，其脉在浮沉之半，其位曰关。关者，阴阳之关门，阴自此升而为寸，阳自此降而为尺，阖辟之权，于是在焉，故曰关也。

阳盛则寸浮，阴盛则尺沉，阴盛于里，阳盛于表，“仲景脉法”：浮为在表，沉为在里，一定之法也。然浮沉可以观表里，不可以定阴阳。三难：关以前者，阳之动也，脉当见九分而浮，过者法曰太过，减者法曰不及，遂上鱼为溢，此阴乘之脉也，关以后者，阴之动也，脉当见一寸而沉，过者法曰太过，减者法曰不及，遂入尺为覆，此阳乘之脉也。阳乘阴位，则清气不升，故下覆于尺，阴乘阳位，则浊气不降，故上溢于鱼。溢者，浮之太过而曰阴乘，覆者，沉之太过而曰阳乘，是则浮不可以为阳而沉不可以为阴。浮沉之中，有虚实焉，浮之损小，沉之实大，是阳虚于表而实于里也，沉之损小，浮之实大，是阳虚于里而实于表也。浮大昼加，沉细夜加，浮大昼死，沉细夜死。诊者当于浮沉之中参以虚实也。

迟　数

迟数者，阴阳之气也。九难：数者，腑也，迟者，脏也。数则为热，迟则为寒。经脉之动，应乎漏刻，一呼再动，一吸再动，呼吸定息，而脉五动，气之常也，过则为数，减则为迟。脏阴而腑阳，数则阳盛而为腑，迟则阴盛而为脏，阳盛则热，阴盛则寒。数之极，则为至，迟之极，则为损。一定之法也。

然迟不尽寒，而数不尽热。“脉法”：趺阳脉迟而缓，胃气如经也。寸口脉缓而迟，缓则阳气长，迟则阴气盛，阴阳相抱，营卫俱行，刚柔相得，名曰强也。是迟缓者，趺阳寸口之常脉，未可以为寒也。曰：病人脉数，数为热，当消谷引食，而反吐者，以发其汗，令阳气微，膈气虚，脉乃数也。数为客热，不能消谷，胃中虚冷故也。是数者，阳明之阳虚，未可以为热也。

凡脉或迟或数，乖戾失度则死。十四难：一呼再至曰平，三至曰离经，四至曰夺精，五至曰死，六至曰命绝，此至之脉也。一呼一至曰离经，二呼一至曰夺精，三呼一至曰死，四呼一至曰命绝，此损之脉也。人之将死，脉迟者少，脉数者多。阳气绝根，浮空欲脱，故脉见疾数。大概一息七八至以上，便不可救。虚劳之家，最忌此脉。若数加常人一倍，一息十至以上，则死期迫矣。

滑　涩

滑涩者，阴阳之体也。滑则血盛而气虚，涩则血虚而气盛。肝藏血而肺藏气，故肝脉滑而肺脉涩。肺性收敛，肝性生发，收敛则涩，生发则滑。金自上敛，木自下发，是以肺脉浮涩而肝脉沉滑。敛则气聚，发则气散，是以肺脉涩短而肝脉滑长。气，阳也，而含阴，血，阴也，而抱阳，故滑为阳而涩为阴。“脉法”：大、浮、数、动、滑，此名阳也，沉、涩、弱、弦、微，此名阴也。以金水之性收藏，木火之性生长，收则浮涩而生则沉滑，长则浮滑而藏则沉涩。

滑者，生长之意，涩者，收藏之象，而俱非平气。“脉法”：脉有弦、紧、浮、滑、沉、涩，名曰残贼。以其气血之偏，涩则气盛而血病，滑则血盛而气伤也。寸应滑而尺应涩，肺脉之涩者，尺之始基，肝脉之滑者，寸之初气。尺应涩而变滑，则精遗而不藏，寸应滑而变涩，则气痞而不通。寸过于滑，则肺金不敛而痰嗽生，尺过于涩，则肝木不升而淋痢作，是以滑涩之脉，均为病气也。

大　小

大小者，阴阳之象也。阳盛则脉大，阴盛则脉小，大为阳而小为阴。寸大而尺小者，气之常也，寸过于大则上热，尺过于小则下寒。

然有大不可以为阳盛，而小不可以为阴盛者。“脉法”：脉弦而大，弦则为减，大则为芤，减则为寒，芤则为虚，寒虚相抟，此名为革，妇人则半产漏下，男子则亡血失精。盖阳衰土湿，水火不交，火炎而金烁，则关寸浮大，水寒而木郁，则关尺浮大。肺金失其收敛，肝木行其疏泄，此亡血失精，半产漏下之原。庸工以为阴虚，投以滋润，土败则命殒。是大不可以为阳盛也。伤寒三日，脉浮数而微，病人身凉和者，此为欲解也。盖邪退而正复则脉微，是小不可以为阴盛也。

凡木火泄露则脉大，金水敛藏则脉小。阳泄则上热而下寒，阳藏则上清而下温。劳伤虚损之脉，最忌浮大。阳根下断，浮大无归，则人死矣。故大则病进，小则病退。小脉未可以扶阳，大脉未可以助阴，当因委而见源，穷其大小所由来也。

长　短

长短者，阴阳之形也。长为阳而短为阴。阳升于木火，故肝脉沉滑而长，心脉浮滑而长，阴降于金水，故肺脉浮涩而短，肾脉沉涩而短也。人莫不病发于阴进而病愈于阳长，阴进则脉短，阳长则脉长，故长则气治而短则气病。

然不宜过长，过长则木旺而金衰矣。木者，中气之贼，百病之长。以木性发达，而百病之起，多因于木气之不达，生意盘郁，而克脾胃，是以气愈郁而脉愈长。木郁则协水以贼土，合火而刑金，故但显肝脉之长而不形肺脉之短。金虽克木，而凡人之病，则金能克木者少而木能侮金者多也。盖木气之所以能达者，水土温而根本暖也，水寒土湿，生意不遂，则木愈郁而气愈盛，所以肝病则脉长也。

缓　紧

缓紧者，阴阳之情也。缓为阳而紧为阴。

缓者，戊土之气也。“脉法”：趺阳脉迟而缓，胃气如经也。曰：卫气和，名曰缓，营气和，名曰迟。曰：寸口脉缓而迟，缓则阳气长，迟则阴气盛。以土居四象之中，具木火之气，而不至于温热，含金水之体，而不至于寒凉，雍容和畅，是以缓也。缓则热生。“脉法”：缓则胃气实，实则谷消而水化也。《灵枢·五癃津液》：中热则胃中消谷，肠胃充廓，故胃缓也。然则伤寒阳明之脉，必实大而兼缓也。

紧者，寒水之气也。“脉法”：假令亡汗若吐，以肺里寒，故令脉紧也，假令咳者，坐饮冷水，故令脉紧也，假令下利，以胃中虚冷，故令脉紧也，此内寒之紧也。曰：寸口脉浮而紧，浮则为风，紧则为寒，风则伤卫，寒则伤营，此外寒之紧也。以水为冬气，冬时寒盛，冰坚地坼，是以紧也。紧则痛生。曰：营卫俱病，骨节烦痛，当发其汗，是外寒之痛也。曰：趺阳脉紧而浮，浮为风，紧为寒，浮为肠满，紧为腹痛，浮紧相抟，腹鸣而转，转即气动，膈气乃下，是内寒之痛也。然则伤寒少阴之脉，必微细而兼紧也。

盖阳盛则缓，阴盛则紧，缓则生热，紧则生寒。寒愈盛，则愈紧，热愈盛，则愈缓。以阳性发泄而阴性闭藏，发而不藏，所以缓也，藏而不发，所以紧也。

石　芤

石芤者，阴阳之虚也。阳气不降，则肾脉石，阴气不升，则心脉芤。石则外虚而内实，芤则外实而内虚。

石者，气虚而不蛰也。阳体虚而阴体实，水中无气，凝冱而沉结，所以石也。“平人气象论”：平人之常气禀于胃，胃者，平人之常气也，人无胃气曰逆，逆者死。冬胃微石曰平，石多胃少曰肾病，但石无胃曰死。平肾脉来，喘喘累累如钩，按之而坚，曰肾平，冬以胃气为本。病肾脉来，如引葛，按之益坚，曰肾病。死肾脉来，发如夺索，辟辟如弹石，曰肾死。盖坎中之阳，生气之原也，阳根下断，阴魄徒存，坚实结硬，生气全无，是以死也。《老子》：柔弱者，生之徒，坚强者，死之徒，此之谓也。

芤者，血虚而不守也。阴体实而阳体虚，火中无血，消减而浮空，所以芤也。“脉法”：趺阳脉浮而芤，浮者卫气虚，芤者营气伤。曰：脉弦而大，弦则为减，大则为芤，减则为寒，芤则为虚，虚寒相抟，此名为革，芤减相合，则名曰革，后世芤外又有革脉，非是。妇人则半产漏下，男子则亡血失精。曰：脉浮而紧，按之反芤，此为本虚，故当战而汗出也。盖离中之阴，收气之原也，阴根上断，阳魂徒存，虚飘空洞，收气全无，是以病也。

血，阴也，而生于阳，阳升则化火，故温暖和畅，而吐阳魂。阳虚血寒，则凝瘀而亡脱，血脱则火泄而寒增，是以失精亡血而脉芤者，不可助阴而泄阳，盖芤则营阴外脱，而血中之温气亦亡也。

促　结

促结者，阴阳之盛也。“脉法”：脉来缓，时一止复来者，名曰结，脉来数，时一止复来者，名曰促，阳盛则促，阴盛则结，此皆病脉。曰：脉蔼蔼如车盖者，名曰阳结也，脉累累如循长竿者，名曰阴结也。阴阳之性，实则虚而虚则实，实而虚者，清空而无障碍，所以不结，虚而实者，壅满而生阻隔，所以脉结。阳结则蔼蔼郁动，如车盖之升沉，阴结则累累不平，如长竿之劲节。以阳性轻清而阴性重浊，故促结之象异焉。

惊悸之家，脉多促结，以其阴阳之不济也。阳旺于木火，阴盛于金水，阳虚而生惊者，木火下虚，阴气凝涩而不化，是以结也，阴虚而生悸者，金水上虚，阳气郁迫而不通，是以促也。

“脉法”：其脉浮而数，不能食，身体重，大便反硬，名曰阴结，此脏腑之结也。盖孤阳独阴，燥湿偏盛，寒热不调，其气必结。脏腑经络，本为一气，脏气结则脉气必结，脉气结则脏气必结。

若夫代止之脉，并无郁阻而中断，是营卫之败竭，非促结之谓也。

弦牢

弦者，如弦之直，弦而有力曰牢。

弦牢者，阴气之旺也。《素问·玉机真脏论》：春脉如弦。“四难”：牢而长者，肝也。弦牢者，肝家之脉，非病也。

然弦牢之中，而有濡弱之象，则肝平，但有弦牢，而无濡弱，则肝病矣。“平人气象论”：平肝脉来，软弱招招，如揭长竿末梢，曰肝平，长竿末梢者，软弱之义也。盖木生于水而长于土，水土温和，则木气发达而荣畅，水土寒湿，则木气枯槁而弦牢。

木之为义，愈郁则愈盛，弦牢者，木盛而土虚也。弦为里湿，支饮之阻卫阳，则木气抑遏而为弦，“脉法”：支饮急弦是也。牢为外寒，寒邪之束营阴，则木气郁迫而为牢，“脉法”：寒则牢坚是也。

弦亦为寒，“脉法”：脉弦而大，

弦则为减，大则为芤，减则为寒，芤则为虚，《金匮》：脉双弦者，寒也，偏弦者，饮也，以水寒不能生木，是以弦也。弦亦为痛，《伤寒》：阳脉涩，阴脉弦，法当腹中急痛者，先用小建中汤，以风木而贼土，是以痛也。

脉以胃气为本，木得胃气则和缓，不得胃气则弦牢。"平人气象论"：平人之常气禀于胃，人无胃气曰逆，逆者死。春胃微弦曰平，弦多胃少曰肝病，但弦无胃曰死，所谓无胃气者，但得真脏脉，不得胃气也。病肝脉来，如循长竿，曰肝病。死肝脉来，急益劲，如新张弓弦，曰肝死，新张弓弦者，弦牢之象，肝家之真脏脉也。

濡弱濡者，如绵之软，软而无力曰弱。

濡弱者，阳气之衰也。"平人气象论"：平肝脉来，软弱招招，如揭长竿末梢，曰肝平。"脉法"：肝者，木也，其脉微弦，濡弱而长。肝病自得濡弱者愈。濡弱者，肝家之脉，非病也。

然软弱之中而有弦牢之意，则肝平，但有濡弱而无弦牢，则肝病矣。"玉机真脏论"：春脉如弦，其气软弱轻虚而滑，端直以长，故曰弦，端直以长者，弦牢之意也。盖木生于水而长于土，木气不达，固赖土气达之，土气不升，亦赖木气升之。冬令蛰藏，水冰地坼，一得春气鼓荡，则闭蛰起而百物生，是木能克土而亦能扶土。以乙木之生意，即己土之阳左旋而上发者也，生意濡弱，则土木之气不能升达，而肝脾俱病。

气化于戊土而藏于肺，血化于己土而藏于肝。《灵枢·决气》：脾藏营，肝藏血，肝脾者，营血之原也。濡弱则营血虚衰，"脉法"：诸濡亡血，诸弱发热，血亡则热发也，伤寒脉濡而弱，不可汗下，以其血虚而阳败也。

弦牢者，木气之太过，濡弱者，木气之不及。太过则侮人，不及则人侮，均能为病也。

散　伏

散伏者，阴阳之阖辟也。气辟而不阖，则脉散，气阖而不辟，则脉伏。

散者，气泄而不藏也。阴性聚而阳性散，阳降于尺，而化浊阴，则脉沉聚，阴升于寸，而化清阳，则脉浮散，而聚散之权，则在于关。关者，阴阳之关锁，其散而不至于飞扬者，有关以阖之，故散而能聚，散而不聚，则心病矣。“脉法”：伤寒咳逆上气，其脉散者死，谓其形损故也。脉散者，病家之大忌，散脉一形，则气血之亡脱在近，精神之飞走不远。散见于寸，犹可挽也，散见于尺，无可医矣。

伏者，气郁而不发也。阳性起而阴性伏，阴升于寸，而化清阳，则脉浮起，阳降于尺，而化浊阴，则脉沉伏，而起伏之权，则在于关。关者，阴阳之关锁，其伏而不至于闭结者，有关以辟之，故伏而能起，伏而不起，则肾病矣。凡积聚癥瘕，停痰宿水之疾，脉必伏结。十八难：伏者，脉行筋下也，浮者，脉在肉上行也，故脉浮结者，外有痼疾，脉伏结者，内有积聚。《金匮》：脉来细而附骨者，乃积也。寸口，积在胸中，微出寸口，积在喉中，关上，积在脐旁，上关上，积在心下，微下关，积在少腹，尺中，积在气冲，脉出左，积在左，脉出右，积在右，脉两出，积在中央。非但积聚如是，凡一经将病，则一气先伏。肝病者木郁，心病者火郁，肾病者水郁，肺病者金郁，脾病者土郁，郁则脉伏。庚桑子：人郁则为病，至理妙言！诊一气之欲伏，则知一经之将病，“脉法”：伏气之病，以意候之，此之谓也。

动　代

动代者，阴阳之起止也。气欲发而不能，则为动，气中歇而不属，则为代。

动者，郁勃而不息也。“脉法”：阴阳相搏，名曰动。阳动则汗出，阴动则发热。若数脉见于关上，上下无头尾，如豆大，厥厥动摇者，名曰动也。关者，中气之变现，阴阳之枢机，阳自此降而为阴，阴自此升而为阳。阴升于寸，则遂其上浮之性，不至为动，阳降于尺，则遂其下沉之性，不至为动，惟阴欲升，脾土虚而不能升，阳欲降，胃土弱而不能降，则二气郁于关上，而见动形。阴阳郁勃，不能升降，是以动而不止也。郁勃之久，不无胜负，阳盛而动于关上，则内泄营阴而汗出，阴盛而动于关下，则外闭卫阳而发热。热发则汗不出，汗出则热不发，汗出而热发，阴阳之胜负乃分，方其动时，阴阳郁荡，未知将来之孰胜而孰负也。动见于土位，木气盘塞而莫达，甲木不降，乃悬虚而为惊，乙木不升，乃冲击而为痛，甲乙横逆，而贼戊己，则土气败矣。

代者，断续而不联也。《灵枢·根结》：一日一夜五十营，以营五脏之精，不应数者，名曰狂生。五十动而不一代者，五脏皆受气，四十动一代者，一脏无气，三十动一代者，二脏无气，二十动一代者，三脏无气，十动一代者，四脏无气，不满十动一代者，五脏无气，与之短期，与之短期者，乍疏乍数也，乍疏乍数者，断续之象也。盖呼吸者，气之所以升降也。心肺主呼，肾肝主吸，脾居呼吸之间，呼则气升于心肺，吸则气降于肾肝，呼吸定息，经脉五动，故十息之间，五十动内，即可以候五脏之气，一脏无气，则脉必代矣。十一难：脉不满五十动而一止，一脏无气者，何脏也？吸者随阴入，呼者因阳出，今吸不能至肾，至肝而还，故知一脏无气者，肾气先尽也。由肾而肝，由肝而脾，由脾而心，由心而肺，可类推矣。代脉一见，死期在近，不可治也。代为死脉，与脾脉代之代不同。脾脉代者，脾不主时，随四时而更代也，此为病脉。

四圣心源·卷四

人不能有生而无死，而死多不尽其年。外有伐性之斧，内有腐肠之药，重以万念纷驰，百感忧劳，往往未壮而衰，未老而病。顾保炼不谨，既失之东隅，而医药无差，冀挽之桑榆。古圣不作，医法中乖，贵阴贱阳，反经背道，轻则饮药而病加，重乃逢医而人废，金将军且将玉碎，石学士未必瓦全。叹竖子之侵陵，痛鬼伯之催促，书穷烛灭，百慨俱集，作劳伤解。

劳伤解

中气

脾为己土，以太阴而主升，胃为戊土，以阳明而主降，升降之权，则在阴阳之交，是谓中气。胃主受盛，脾主消磨，中气旺则胃降而善纳，脾升而善磨，水谷腐熟，精气滋生，所以无病。脾升则肾肝亦升，故水木不郁，胃降则心肺亦降，金火不滞。火降则水不下寒，水升则火不上热。平人下温而上清者，以中气之善运也。

中气衰则升降窒，肾水下寒而精病，心火上炎而神病，肝木左郁而血病，肺金右滞而气病。神病则惊怯而不宁，精病则遗泄而不秘，血病则凝瘀而不流，气病则痞塞而不宣。四维之病，悉因于中气。中气者，和济水火之机，升降金木之轴，道家谓之黄婆，婴儿姹女之交，非媒不得，其义精矣。医书不解，滋阴泻火，伐削中气，故病不皆死，而药不一生。盖足太阴脾以湿土主令，足阳明胃从燥金化气，是以阳明之燥不敌太阴之湿，及其病也，胃阳衰而脾阴旺，十人之中，湿居八九而不止也。

胃主降浊，脾主升清，湿则中气不运，升降反作，清阳下陷，浊阴上逆，人之衰老病死，莫不由此，以故医家之药，首在中气。中气在二土之交，土生于火而火死于水，火盛则土燥，水盛则土湿，泻水补火，扶阳抑阴，使中气轮转，清浊复位，却病延年之法，莫妙于此矣。

黄芽汤

人参三钱　甘草二钱，炙　茯苓二钱　干姜二钱

煎大半杯，温服。

中气之治，崇阳补火，则宜参、姜，培土泻水，则宜甘、苓。

其有心火上炎，慌悸烦乱，则加黄连、白芍以清心。肾水下寒，遗泄滑溏，则加附子、川椒以温肾。肝血左郁，凝涩不行，则加桂枝、丹皮以舒肝。肺气右滞，痞闷不通，则加陈皮、杏仁以理肺。

四维之病，另有专方，此四维之根本也。

阴　阳

中气升降，是生阴阳，阴阳二气，上下回周。阴位于下，而下自左升，则为清阳，阳位于上，而上自右降，则为浊阴。清阳生发于木火，则不至于下陷，浊阴收藏于金水，则不至于上逆，清气之不陷者，阳嘘于上也，浊气之不逆者，阴吸于下也。浊气不逆，则阳降而化阴，阳根下潜，而不上飞，清气不陷，则阴升而化阳，阴根上秘，而不下走，彼此互根，上下环抱，是曰平人。而清气之左升，赖乎阴中之阳生，阳生则浮动而亲上，权在己土，浊阴之右降，赖乎阳中之阴生，阴生则沉静而亲下，权在戊土。戊己升降，全凭中气，中气一败，则己土不升而清阳下陷，戊土不降而浊气上逆，此阴虚阳虚所由来也。

阴　虚

阴盛于下而生于上，火中之液，是曰阴根，阴液滋息，爰生金水。阴性沉静，其根一生，则沉静而亲下者，性也，是以金收而水藏。而金水之收藏，全赖胃土之降，胃土右降，金收于西而水藏于北，阳气蛰封，此木火生长之根本也。胃土不降，金水失收藏之政，君相二火泄露而升炎，心液消耗，则上热而病阴虚。

人知其金水之亏，而不知其胃土之弱。胃以阳体而含阴魄，旺则气化而阴生，以气统于肺而实化于胃，肺气清降，而产阴精，即胃土之右转而变化者也。是宜降肺胃以助收藏，未可徒滋心液也。

地魄汤

甘草二钱，炙　半夏三钱，制　麦冬三钱，去心　芍药三钱　五味子一钱，研　元参三钱　牡蛎三钱，煅，研

煎大半杯，温服。

水为阴，而阴生于肺胃，胃逆而肺金不敛，君相升泄，则心液消亡，而阴无生化之原。麦冬、芍药，双清君相之火，半夏、五味，降摄肺胃之逆，元参清金而益水，牡蛎敛神而藏精。

若热伤肺气，不能化水，则用人参、黄芪，益气生水，以培阴精之原。此补阴之法也。

阳　虚

阳盛于上而生于下，水中之气，是曰阳根，阳气长养，爰生木火。阳性浮动，其根一生，则浮动而亲上者，性也，是以木生而火长。而木火之生长，全赖脾土之升，脾土左升，木生于东而火长于南，纯阳之位，阴气萌滋，此金水收藏之根本也。脾土不升，木火失生长之政，一阳沦陷，肾气澌亡，则下寒而病阳虚。

人知其木火之衰，而不知其脾土之弱。脾以阴体而抱阳魂，旺则血生而神化，以血藏于肝而实生于脾，肝血温升，而化阳神，即脾土之左旋而变化者也。是宜升肝脾以助生长，不止徒温肾气也。

天魂汤

甘草二钱　桂枝三钱　茯苓三钱　干姜三钱　人参三钱　附子三钱

煎大半杯，温服。

火为阳，而阳升于肝脾，脾陷而肝木不生，温气颓败，则阳无生化之源。脾陷之根，因于土湿，土湿之由，原于水寒。甘草、茯苓，培土而泻湿，干姜、附子，暖脾而温肾，人参、桂枝，达木而扶阳。

若肝血虚弱，不能生火，则用归、地、首乌，以培阳神之原。以火清则神发，血者，神魂之母也。

夫纯阳则仙，纯阴则鬼。阳盛则壮，阴盛则病，病于阴虚者，千百之一，病于阳虚者，尽人皆是也。后世医术乖讹，乃开滋阴之门，率以阳虚之人而投补阴之药，祸流今古，甚可恨也！

阴　脱

阳自右降，降于坎府，而化浊阴，则又含阳气，是谓阳根。阳性温和而升散，阴气左升而不陷者，

有此坎阳以辟之也。其升散之权，全在于脾，脾气不升，则精血驰走而阴脱。

二十难曰：脱阴者，目盲。目者，阳明所发。阳根于坎，坎水阴也，而中抱阳气，坎阳温升，而生肝木。肝藏血而含魂，魂即血中温气之渐灵者。温化而为热，是魂化而为神。阳神发露，上开双窍，而为两目，目乃阳神之所出入而游行也。阴脱者，阳根澌败，精血失藏，魂神不能发露，是以目盲。

凡人之清旦目盲者，是其阴气亡脱，定主死期不远。名为脱阴，而实以阳根之败，《素问》所谓目受血而能视者，亦是此理。后人不解经义，眼科书数千百部，悉以滋阴凉血，泻火伐阳，败其神明，以致眼病之家，逢医则盲。医理玄奥，非上智不解，乃以俗腐庸妄之徒，无知造孽，以祸生灵，可恨极矣！

乌肝汤

甘草二钱　人参三钱　茯苓三钱　干姜三钱　附子三钱，炮　首乌三钱，蒸　芍药三钱　桂枝三钱

煎大杯，温服。

阳　脱

阴自左升，升于离位，而化清阳，则又含阴精，是谓阴根。阴性清肃而降敛，阳气右降而不逆者，有此离阴以翕之也。其降敛之机，全在于胃，胃气不降，则神气飞腾而阳脱。

二十难曰：脱阳者，见鬼。仙为纯阳，鬼为纯阴，人居阴阳之半，仙鬼之交，阳脱则人将为鬼，同气相感，是以见之。凡人之白昼见鬼者，是其阳气亡脱，亦将续登鬼录矣。

兔髓汤

甘草二钱　人参三钱　五味一钱　半夏三钱　龙骨二钱，煅，研　元参三钱　附子三钱　牡蛎三钱，煅，研。

煎大半杯，温服。

阳脱则白日见鬼，阴脱则清旦目盲。阴阳既脱，无方可医，于其将脱之前，当见机而预防也。

精　神

神胎于魂而发于心，而实根于坎阳，精孕于魄而藏于肾，而实根于离阴。阴根上抱，是以神发而不飞扬，阳根下蛰，是以精藏而不驰走。阳神发达，恃木火之生长，而究赖太阴之升，阴精闭蛰，资金水之收藏，而终籍阳明之降，太阴阳

明，所以降金水以吸阳神，升木火以嘘阴精者也。

阳明不降，则火金浮升而神飘于上，太阴不升，则水木沉陷而精遗于下。盖阳中有阴，则神清而善发，阴中有阳，则精温而能藏，脾陷则精不交神，胃逆则神不交精，阳神飞荡，故生惊悸，阴精驰走，故病遗泄。

阴升阳降，权在中气，中气衰败，升降失职，金水废其收藏，木火郁其生长，此精神所以分离而病作也。培养中气，降肺胃以助金水之收藏，升肝脾以益木火之生长，则精秘而神安矣。

神惊

神发于心而交于肾，则神清而不摇，神不交精，是生惊悸，其原由于胆胃之不降。

乙木上行，而生君火，甲木下行，而化相火，升则为君而降则为相，虽异体而殊名，实一本而同原也。相火之降，赖乎胃土，胃气右转，阳随土蛰，相火下根，是以胆壮而神谧。相火即君火之佐，相火下秘，则君火根深而不飞动，是以心定而神安。

胃土不降，相火失根，虚浮惊怯，神宇不宁，缘君相同气，臣败而君危，故魂摇而神荡也。阳神秘藏，则甘寝而善记，阳泄而不藏，故善忘而不寐也。

胃土之不降，由于脾土之湿。足阳明化气于燥金，性清降而收敛，金收而水藏之，故阳蛰于坎府，湿则胃土上郁，收令不行，故火泄而阳飞也。

火炎于上，肾水沉寒，阴凝气结，久而弥坚，历年增长，状如怀子，是谓奔豚，奔豚者，肾肝之阴气聚而不散者也。水寒木枯，郁而生风，摇撼不已，则心下悸动。悸见脐下，则根本振摇，奔豚发矣。奔豚上腾，侮土凌心，发作欲死，最为剧证。数年之后，渐而火败土崩，则人死矣。

大凡脾肾寒湿，无不有惊悸之证，惊悸不愈，必生奔豚积块。此皆中气亏损，阴盛阳虚之病也。庸工不解，以为心血不足，乃以归脾、补心之方，清凉滋润，助阴伐阳，百不一生，最可伤也。

少阳相火，其性甚烈，而惊悸之家，则阳败而火熄，非少阳之旺也。其相火极旺，如小建中、炙甘草两证，乃少阳伤寒，将传阳明，故以芍药、生地，泻胆胃之燥热，内伤中此证颇少也。

金鼎汤

甘草二钱　茯苓三钱　半夏三钱　桂枝三钱　芍药三钱　龙骨二钱　牡蛎三钱

煎大半杯，温服。

惊悸之证，土湿胃逆，相火不藏，应用茯苓去湿，半夏降胃，桂枝达肝，芍药敛胆，龙骨、牡蛎，藏精聚神，以蛰阳根。阳降根深，则魂谧神安，惊悸不作矣。

其上热者，倍芍药以清胆火。下寒者，加附子以温肾水。

若病重年深，奔豚凝结，少腹气块，坚硬澌寒，此阴邪已盛。缓用附子，当燥土去湿，调其脾胃，后以温燥之药熬膏贴之，详具“奔豚证”中。

精　遗

精藏于肾而交于心，则精温而不走，精不交神，乃病遗泄，其原由于肝脾之不升。

丙火下行，而化壬水，癸水上行，而化丁火。壬水主藏，阳归地下者，壬水之蛰藏也。壬水非寒则不藏，阴阳之性，热则发扬而寒则凝闭，自然之理。壬水蛰藏，阳秘于内，则癸水温暖，温气左升，是生乙木，升而不已，积温成热，是谓丁火，水之生木而化火者，以其温也。木火生长，阳气发达，阴精和煦，故不陷流。

壬水失藏，则阳泄而肾寒，水寒不能生木，木气下郁，则生疏泄。木以疏泄为性，愈郁则愈欲泄，以其生意不遂，时欲发舒之故也。遇夜半阳生，木郁欲动，则梦交接，木能疏泄而水不蛰藏，是以流溢不止也。甚有木郁而生下热，宗筋常举，精液时流。庸工以为相火之旺，用知母、黄柏泻之，是益其癸水之寒而增其乙木之陷也。

乙木之升，权在己土，木生于水，而实长于土，土运则木达，以脾阳升布，寒去温回，冰泮春生，百卉荣华故也。盖戊土西降，则化辛金，北行则化癸水，己土东升，则化乙木，南行则化丁火，金水之收藏，实胃阴之右转，木火之生长，即脾阳之左旋也。土湿阳衰，生气不达，是以木陷而不升。人知壬水之失藏而不知乙木之不生，知乙木之不生而不知己土之弗运，乃以清凉固涩之品败其脾阳而遏其生气，病随药增，愈难挽矣。

玉池汤

甘草二钱　茯苓三钱　桂枝三钱　芍药三钱　龙骨二钱　牡蛎三钱　附子三钱　砂仁一钱，炒，研，去皮

煎大半杯，温服。

遗精之证，肾寒脾湿，木郁风动，甘草、茯苓，培土泻湿，桂枝、芍药，疏木清风，附子、砂仁，暖水行郁，龙骨、牡蛎，藏精敛神。水土暖燥，木气升达，风静郁消，遗泄自止。

其湿旺木郁，而生下热，倍茯苓、白芍，加泽泻、丹皮，泻脾湿而清肝热，不可谬用清凉滋润，败其脾肾之阳。盖肾精遗失，泄其阳根，久而温气亡脱，水愈寒而土愈湿。火土双亏，中气必败，未有失精之家，阴虚而生燥热者。其木郁下热，脾阳未亏，清其肝火，不至为害，若脾阳已亏，误用清润，则土败而人亡矣。仲景《金匮》亡血失精之义，后人一丝不解也。

灵雪丹

甘草　薄荷　甘遂　朝脑　阳起石　紫苏叶各三钱

共研，碗盛，纸糊口，细锥纸上密刺小孔，另用碟覆碗上，碗边宽余半指，黑豆面固济。沙锅底铺粗沙，加水，坐碗沙上，出水一寸。炭火煮五香，水耗，常添热水。水冷取出，入麝香少许，研细，蟾酥少许，人乳浸化，葱涕，官粉，炼蜜为丸，绿豆大，磁瓶封收。津水研半丸，掌上涂玉麈头。约一两时，麈顶苏麻，便是药力透彻。秘精不泄，甚有良功。

若遗泄不止，势在危急，先炼此药，封之日落，研涂，一夜不走，肾精保固，徐用汤丸。

气　血

气统于肺，血藏于肝，而总化于中气。胃阳右转而化气，气降则精生，阴化于阳也，脾阴左旋而生血，血升则神化，阳生于阴也。精未结而魄先凝，故魄舍于肺，气魄者，肾精之始基也，神未发而魂先见，故魂舍于肝，血魂者，心神之初气也。气，阳也，而含阴魄，是以清凉而降敛，血，阴也，而吐阳魂，是以温暖而升发。及其魂升而神化，则又降而为气，魄降而精生，则又升而为血。盖精血温升，则蒸腾而化神气，神气清降，则洒陈而化精血，精血神气，实一物也，悉由于中气之变化耳。

火金上热，则神气飞扬而不守，

水木下寒，则精血泄溢而莫藏，故补养神气，则宜清，凉而滋益精血，则宜温暖。

气秉辛金清凉之性，清则调畅，热则郁蒸，畅则冲虚，郁则滞塞，滞塞而不降，故病上逆，血秉乙木温暖之性，温则流行，寒则凝瘀，行则鲜明，瘀则腐败，腐败而不升，故病下陷。气滞之家，胸膈胀满，痰嗽喘逆，半缘上中之虚热，血瘀之人，紫黑成块，杯碗倾泄，多因中下之虚寒。下寒则肺气之降于肝部者，亦遂陷泄而不升，上热则肝血之升于肺家者，亦遂逆流而不降，此气血致病之原也。

气　滞

肺主藏气，凡脏腑经络之气，皆肺家之所播宣也。气以清降为性，以心火右转，则化肺气，肺气方化，而已胎阴魄，故其性清肃而降敛。实则顺降，虚则逆升，降则冲虚，升则窒塞。

君相之火，下根癸水，肺气敛之也。肺气上逆，收令不行，君相升泄，而刑辛金，则生上热，凡痞闷嗳喘，吐衄痰嗽之证，皆缘肺气不降。而肺气不降之原，则在于胃，胃土逆升，浊气填塞，故肺无下降之路。

肺胃不降，君相升炎，火不根水，必生下寒。气滞之证，其上宜凉，其下宜暖，凉则金收，暖则水藏。清肺热而降胃逆固是定法，但不可以寒凉之剂泻阳根而败胃气。盖胃逆之由，全因土湿，土湿则中气不运，是以阳明不降，但用清润之药，滋中湿而益下寒，则肺胃愈逆，上热弥增，无有愈期也。

下气汤

甘草二钱　半夏三钱　五味一钱　茯苓三钱　杏仁三钱，泡，去皮尖　贝母二钱，去心　芍药二钱　橘皮二钱

煎大半杯，温服。

治滞在胸膈右肋者。

气　积

肺藏气而性收敛，气病则积聚而不散，而肝气之积聚，较多于肺。肺气积聚，则痞塞于心胸，肝气积聚，则滞结于脐腹。

盖气在上焦则宜降，而既降于下，则又宜升，升者，肝之所司，以肝木主升，生气旺则气升，生气不足，故气陷而下郁也。而肝气之下郁，总由太阴之弱，以气秉金令，

但能降而不能升，降而不至于下陷者，恃肝木之善达，肝木之善达者，脾土之左旋也。

气盛于肺胃而虚于肝脾，故肺气可泻而肝气不可泻。气积胸膈右肋，宜泻肺胃以降之，气积脐腹左胁，宜补肝脾以升之，此化积调气之法也。

达郁汤

桂枝三钱　鳖甲三钱，醋炙焦，研　甘草二钱　茯苓三钱　干姜三钱　砂仁一钱

煎大半杯，温服。

治积在脐腹左胁者。

肺胃积气，在胸膈右肋，肝脾积气，在脐腹左胁，皆中气虚败之病也。补之则愈闷，破之则愈结，盖其本益虚，其标益实，破之其本更虚，补之其标更实，是以俱不能效。善治者，肺胃之积，泻多而补少，肝脾之积，补多而泻少。半补而半行之，补不至于壅闭，行不至于削伐，正气渐旺，则积聚消磨矣。

血　瘀

肝主藏血，凡脏腑经络之血，皆肝家之所灌注也。血以温升为性，缘肾水左旋，则生肝血，肝血方生，而已抱阳魂，故其性温和而升散。实则直升，虚则遏陷，升则流畅，陷则凝瘀。

盖血中温气，化火之本，而温气之原，则根于坎中之阳，坎阳虚亏，不能生发乙木，温气衰损，故木陷而血瘀。久而失其华鲜，是以红变而紫，紫变而黑。木主五色，凡肌肤枯槁，目眦青黑者，皆是肝血之瘀。而肝血不升之原，则在于脾，脾土滞陷，生气遏抑，故肝无上达之路。

肝脾不升，原因阳衰阴旺，多生下寒，而温气抑郁，火胎沦陷，往往变而为热。然热在于肝，而脾肾两家，则全是湿寒，不可专用清润。至于温气颓败，下热不作者，十之六七，未可概论也。

血瘀之证，其下宜温而上宜清，温则木生，清则火长。若木郁而为热，乃变温而为清，而脾肾之药，则纯宜温燥，无有二法。以脾陷之由，全因土湿，土湿之故，全因水寒，肾寒脾湿，则中气不运，是以太阴不升。水土湿寒，中气堙郁，君相失根，半生上热，若误认阴虚，滋湿生寒，夭枉人命，百不一救也。

破瘀汤

甘草二钱　茯苓三钱　丹皮三钱　桂枝三钱　丹参三钱　桃仁三钱，泡，去

皮尖 干姜三钱 首乌三钱，蒸

煎大半杯，温服。

血 脱

肝藏血而性疏泄，血病则脱亡而不守。未脱之先，温气虚亏，凝瘀不流。瘀少则结积而不下，瘀多则注泄而莫藏。凡便溺流漓，崩漏不禁，紫黑成块，腐败不鲜者，皆阳虚而木陷，血瘀而弗容也。

盖木性善达，水土寒湿，生气不达，是以血瘀，木郁风动，疏泄不敛，是以血脱，而肺血之脱亡，较多于肝。肝血下脱，则遗泄于便溺，肺血上流，则吐衄于口鼻。以血在下焦则宜升，而既升于上，则又宜降，降者，肺之所司，缘肺金主收，收气盛则血降，收气不足，故血涌而上溢也。而肺血之上溢，总由阳明之虚，以血秉木气，但能升而不能降，升而不至于上溢者，恃肺金之善敛，肺金之收敛者，胃土之右转也。

血盛于肝脾而虚于肺胃，其脱于便溺，则由肝脾之寒，其脱于口鼻，或缘肺胃之热，而阳衰土湿，中气颓败，实为脱血之根。若专用清凉滋润，助阴伐阳，以败中气，人随药殒，百不一生。此非血病之必死，皆粗工之罪也。

衄 血

肺窍于鼻，肺气降敛，则血不上溢，肺气逆行，收敛失政，是以为衄，其原因于胃土之不降。

《灵枢·百病始生》：卒然多食饮，则肠满，起居不节，用力过度，则络脉伤，阳络伤则血外溢，血外溢则衄血，阴络伤则血内溢，血内溢则后血。衄血者，阳络之伤，则营血逆流，而卫气不能敛也。

肺主卫气，其性收敛，血升而不溢者，赖卫气敛之，而卫气之敛，由于肺降，降则收令行也。而肺气之降，机在胃土，胃土上壅，肺无降路，收令失政，君相升泄，肺金被刑，营血不敛，故病鼻衄。而火炎金伤，不皆实热，多有中下湿寒，胃逆而火泻者。至于并无上热，而鼻衄时作，则全因土败而胃逆，未可清金而泻火也。外感伤寒之衄，亦非关火盛，缘寒伤营血，营郁而卫闭，卫气壅遏，蓄而莫容，逆循鼻窍，以泻积郁，卫气升发，故冲营血，而为衄证，衄则卫郁泻而表病解，原非火旺金刑之故也。

仙露汤

麦冬三钱　五味一钱　贝母二钱　半夏三钱　柏叶三钱　甘草二钱　芍药三钱　杏仁三钱

煎大半杯，温服。

衄血之证，火泄金刑，气伤血沸，宜清金敛肺，以回逆流，而必并降胃气，降胃必用半夏。近世误以血证为阴虚，半夏性燥，不宜血家，非通人之论也。

若上热非盛，而衄证时作，则全因中下湿寒，当加干姜、茯苓温燥之药。若大衄之后，气泄阳亡，厥逆寒冷，宜加参、芪、姜、附，以续微阳，清润之药，切不可用。

吐　血

血敛于肺而降于胃，肺气能收，则鼻不衄，胃气善降，则口不吐，肺气莫收，经络之血，乃从鼻衄，胃气莫降，脏腑之血，因自口吐。而肺气之敛，亦因胃气之降，吐衄之证，总以降胃为主。

胃气不降，原于土湿，土湿之由，原于寒水之旺。水寒土湿，中气堙郁，血不流行，故凝瘀而紫黑，蓄积莫容，势必外脱。土郁而无下行之路，是以上自口出。凡呕吐瘀血，紫黑成块，皆土败阳虚，中下湿寒之证。瘀血去后，寒湿愈增，往往食减而不消，饮少而不化。一旦土崩而阳绝，则性命倾殒，故大吐瘀血之家，多至于死。

其血色红鲜者，则缘肺热，然始因上热，而究变中寒。以血藏于肝，而肝木生火，心火之热，即血中之温气所化，血去而血中之温气亡泄，是以大失血后，寒栗而战摇也。而其上热之时，推其中下，亦是湿寒。盖君相之火，随戊土下降，而归坎水，则上清而下暖。胃土不降，则君相升泄，非戊土之逆，而火何以升！非己土之湿，而胃何以逆！非癸水之寒，而土何以湿！胃逆火泄，升炎于上，而坎阳绝根，其肾水必寒，寒水泛滥，其脾土必湿，理自然也。

若夫零星咯吐，见于痰唾之中者，其证稍缓。以血去非多，则气泄有限，虽亦中下寒湿，而一时不至困败。但一遭庸手，久服清润，败其中气，则亦归死亡耳。

血证是虚劳大病，半死半生，十仅救五。而唐后医书，皆滋阴泻火，今古雷同，百不救一，实可哀也。

灵雨汤

甘草二钱　人参二钱　茯苓三钱

半夏三钱　干姜三钱　柏叶三钱　丹皮三钱

煎大半杯，温服。

治大吐瘀血者。

吐血之证，中下湿寒，凝瘀上涌，用人参、甘草，补中培土，茯苓、干姜，去湿温寒，柏叶清金敛血，丹皮疏木行瘀，自是不易之法，尤当重用半夏，以降胃逆。

血本下行，肺胃既逆，血无下行之路，陈郁腐败，势必上涌。旧血既去，新血又瘀，逆行上窍，遂成熟路。再投清润之药，助其寒湿，中气败亡，速之死矣。若温中燥土，令其阳回湿去，复以半夏降逆，使胃气下行，瘀血既吐，鲜血自不再来。若下寒甚者，蜀椒、附子，亦当大用。

其零星咯吐，红鲜不凝，虽有上热，亦非实火。稍加麦冬、贝母，略清肺热，总以泻湿培土为主，不可过用苦寒也。

白茅汤

人参二钱　甘草二钱　茯苓三钱　半夏三钱　麦冬三钱，去心　茅根三钱　芍药三钱　五味子一钱

煎大半杯，温服。

治零星吐鲜血者。

血之零吐红鲜者，虽缘土湿胃逆，而肺家不无上热，泻湿降逆之中，自宜加清肺之药。

若相火极旺，则加黄芩而倍芍药。仲景三黄泻心汤，是治相火之极旺者，但此等颇少，未易轻用。若上热不敌下寒之剧，当大温水土，清润诸法，切不可用也。

便　血

血生于脾，藏于肝，肝脾阳旺，血温而升，故不下泄，水寒土湿，脾陷土郁，风动而行疏泄之令，则后脱于大便。

阳气收敛，则土温而水暖，其脾湿而肾寒者，庚金之收令不行也。后世以为肠风，而用清润，脾阳愈败而愈陷，无有止期也。

其肝脾阳败，紫黑瘀腐，当补火燥土，以回残阳，暖血温肝，而升郁陷。若痔漏、脱肛之治，亦依此法通之。

桂枝黄土汤

甘草二钱　白术三钱　附子三钱　阿胶三钱　地黄三钱　黄芩二钱　桂枝二钱　灶中黄土三钱

煎大半杯，温服。

便血之证，亦因水土寒湿，木郁风动之故。仲景黄土汤，术、甘、附子，培土温寒，胶、地、黄芩，

清风泻火，相火。黄土燥湿扶脾，法莫善矣。此加桂枝，以达木郁，亦甚精密。

溺　血

水寒土湿，脾陷木郁，风动而行疏泄，谷道不收，则后泄于大肠，水道不敛，则前淋于小便。

阳气蛰藏，则土温而水暖，其脾湿而肾寒者，壬水之藏令不行也。水性蛰藏，木性疏泄，水欲藏而不能藏，是以流漓而不止，木欲泄而不能泄，是以梗涩而不利。缘木愈郁则愈欲泄，愈欲泄则愈郁，郁生下热，小便赤数，虽火盛之极，而实以脾肾之阳虚。

泻湿燥土，升木达郁，自是主法。寒者温之，热者清之，然热在乙木，不在脾土，在肝则宜清凉，至于脾家，但宜温燥，虽肝热极盛，不可泻其脾土也。

宁波汤

甘草二钱　桂枝三钱　芍药三钱　阿胶三钱　茯苓三钱　泽泻三钱　栀子三钱　髪灰三钱，猪脂煎，研

煎大半杯，温服。

溺血与便血同理，而木郁较甚，故梗涩痛楚。苓、泽、甘草，培土泻湿，桂枝、芍药，达木清风，阿胶、髪灰，滋肝行瘀，栀子利水泻热（膀胱之热）。

若瘀血紫黑，累块坚阻，加丹皮、桃仁之类行之，此定法也。

四圣心源·卷五

病不过内外感伤，而杂病之传变，百出不穷。感伤者，百病之纲，百病者，感伤之目，譬如水火，源本则合，支派攸分，虽殊途而同归，实一致而百虑。

先圣既往，此道绝传，博考方书，乖讹万状。纵身若松柏，未必后雕，况资如蒲柳，动辄零谢，申之以杂病之侵凌，益之以群工之毒药，真轻尘之栖弱草，朝露之落薤上矣。痛昔亲从凋亡，手足伤毁，荒草颓坟，烟笼雾锁，感念存殁，情何可言，作杂病解。

杂病解（上）

臌胀根原

臌胀者，中气之败也。肺主气，肾主水，人身中半以上为阳，是谓气分，中半以下为阴，是谓水分，气盛于上，水盛于下，阴阳之定位也。而气降则生水，水升则化气，阴阳互根，气水循环。究其转运之枢，全在中气，中气一败，则气不化水，而抑郁于下，是谓气臌，水不化气，而泛溢于上，是为水胀。

《灵枢·营卫生会》：上焦如雾，中焦如沤，下焦如渎。上焦气盛，故如雾露之空濛，下焦水盛，故如川渎之注泻，而气水变化之原，出于中焦，中焦者，气水之交，气方升而水方降，水欲成气，气欲成水，气水未分，故其形如沤。

气之化水，由于肺胃，水之化气，由于肝脾。肺胃右降则阴生，故清凉而化水，气不化水者，肺胃之不降也，肝脾左升则阳生，故温暖而化气，水不化气者，肝脾之不升也。气不化水，则左陷于下，而为气臌，水不化气，则右逆于上，而为水胀，而其根，总因土湿而阳败，湿土不运，则金木郁而升降窒故也。

气 臌

气从上降，而推原其本，实自下升，坎中之阳，气之根也。气升于肝脾，肝脾左旋，温暖而化清阳，是气升于水分也，肝脾不升，阴分之气堙郁而下陷，故脐以下肿。木性善达，其发达而不郁者，水温土燥而阳升也，水寒土湿，脾阳下陷，肝木不达，抑遏而克脾土，肝脾郁迫而不升运，是以凝滞而为胀满。肝气不达，郁而生热，传于脾土，脾土受之，以其湿热，传于膀胱，五行之性，病则传其所胜，势固然也。土燥则木达而水清，土湿则气滞不能生水，木郁不能泄水，故水道不利，加之以热，故淋涩而黄赤。

脾土既陷，胃土必逆，脾陷则肝木下郁，胃逆则胆火上郁，其下热者，肝木之不升也，其上热者，胆火之不降也。病本则属湿寒，而病标则为湿热。宜泻湿而行郁，补脾阳而达木气，清利膀胱之郁热也。

桂枝姜砂汤

茯苓三钱　泽泻三钱　桂枝三钱　芍药三钱　甘草三钱，炙　砂仁一钱，炒，研　干姜三钱

煎大半杯，入砂仁，略煎，去渣，入西瓜浆一汤匙，温服。

膀胱湿热，小便红涩者，加栀子清之。

脾肺湿旺，化生郁浊，腐败胶黏，不得下行，宜用瓜蒂散，行其痰饮。在下则泻利而出，在上则呕吐而出，去其菀陈，然后调之。

续随子仁，最下痰饮，用白者十数粒，研碎，去油，服之痰水即下。

瓜蒂散

瓜蒂二十个，研　赤小豆三钱，研　香豉三钱，研

热水一杯，煮香豉，令浓，去渣，调二末，温服。取吐下为度。

病重人虚者，不可服此，当用葶苈散。

水 胀

水从下升，而推原其本，实自上降，离中之阴，水之根也。水降于肺胃，肺胃右转，清凉而化浊阴，是水降于气分也，肺胃不降，阳分之水淫泆而上逆，故脐以上肿。金性喜敛，其收敛而不郁者，阳明胃土之降也，土湿胃逆，肺无降路，阳分之水，不得下行，阴分之水，反得上泛，水入于肺，宗气隔碍，则为喘满，水入于经，卫气壅阻，则为肿胀。

水生于肺而统于肾，藏于膀胱而泄于肝，肾与膀胱之腑，相为表里。饮入于胃，脾阳蒸动，化为雾气，而上归于肺，肺金清肃，雾气洒扬，充灌于经络，熏泽于皮肤，氤氲郁霭，化为雨露，及乎中焦以下，则注集滂沛，势如江汉矣。膀胱者，水之壑也，肺气化水，传于膀胱，肝气疏泄，水窍清通，是以肿胀不作。膀胱之窍，清则开而热则闭，《灵枢》：三焦者，入络膀胱，约下焦，实则闭癃，虚则遗溺。其虚而遗溺者，相火之下虚也，其实而闭癃者，非相火之下实也。以肾主蛰藏，肾气能藏，则相火秘固而膀胱清，肾气不藏，则相火泄露而膀胱热，相火蛰藏，膀胱清利，是谓之实，膀胱之热者，相火泄于肾脏而陷于膀胱也。

相火藏于肾水，原不泄露，其泄而不藏者，过在乙木。木性疏泄，疏泄之令畅，则但能泄水而不至泄火，水寒土湿，生气郁遏，疏泄之令不行，而愈欲疏泄，故相火不得秘藏，泄而不通，故水道不能清利。

相火之陷，其原在肝，肝气之陷，其原在脾。肝脾郁陷，合相火而生下热，传于己土，己土以其湿热传于膀胱，是以淋涩而赤黄也。

膀胱闭癃，水不归壑，故逆行于胸腹，浸淫于经络，而肿胀作焉。“水热穴论”：其本在肾，其标在肺，皆积水也，故水病下为胕肿大腹，上为喘呼不得卧者，标本俱病。

其本之在肾者，宜泻之于膀胱，其标之在肺者，宜泻之于汗孔，汗溺之行，总以燥土疏木为主。水病之作，虽在肺肾两脏，而土湿木郁，乃其根本也。

苓桂浮萍汤

茯苓三钱　泽泻三钱　半夏三钱　杏仁三钱　甘草二钱　浮萍三钱　桂枝三钱

煎大半杯，热服。覆衣，取汗。

中气虚，加人参，寒加干姜。肺热，加麦冬、贝母。

苓桂阿胶汤

茯苓三钱　泽泻三钱　甘草二钱　桂枝三钱　阿胶三钱

煎大半杯，热服。

小便不清，加西瓜浆，热加栀子。中虚加人参，寒加干姜。

乙木遏陷，疏泄不行，阳败土湿，不能制伏水邪，故病肿胀。泻湿燥土，疏木行水，是定法也。后世八味加减之方，地黄助脾之湿，附子益肝之热，肝脾未至极败，服之可效，肝脾病深则不效，而反益其害，最误人也。

气位于上，水位于下，气之在上，虽壅满郁遏，而不至于胀，惟下陷而不升，则病气鼓，水之在下，虽停瘀凝结，而弗至于肿，惟上逆而不降，则病水胀。肿在身半以上者，水胀也，胀在身半以下者，气鼓也，其一身俱至肿胀者，气病于下而水病于上也。气水交病，则气中亦有积水，水中不无滞气。总之，气不离水，水不离气，气滞则水凝，水积则气聚，气病于下者，其水道必不利，水病于上者，其气道必不通。仲景《金匮·水气》之法，腰以上肿，当发其汗，汗发则气通而水亦泄，腰以下肿，当利小便，便利则水行而气亦达矣。

噎膈根原

噎膈者，阳衰土湿，上下之窍俱闭也。脾阳左升，则下窍能开，胃阴右降，则上窍不闭，下窍开，故旧谷善出，上窍开，故新谷善纳，新旧递嬗，出纳无阻，气化循环，所以无病。

其上下之开，全在中气，中气虚败，湿土湮塞，则肝脾遏陷，下窍闭涩而不出，肺胃冲逆，上窍梗阻而不纳，是故便结而溺癃，饮碍而食格也。缘气之为性，实则清空，虚则滞塞。胃主降浊，脾主升清，胃降则浊气下传，上窍清空而无碍，是以善纳，脾升则清气上行，下窍洞达而莫壅，是以善出。胃逆则肺金不降，浊气郁塞而不纳，脾陷则肝木不升，清气涩结而不出。以阳衰土湿，中气不运，故脾陷而杜其下窍，胃逆而窒其上窍，升降之枢轴俱废，出纳之机缄皆息也。

其糟粕之不出，全因脾陷而肝郁，而谷食之不纳，则不止胃逆而肺壅，兼有甲木之邪焉。甲木逆行，克贼戊土，土木抟结，肺无下行之路，雾气堙瘀，化生痰涎，胸膈滞塞，故食噎不下。肺津化痰，不能下润，水谷二窍，枯槁失滋，而乙木之疏泄莫遂，故便溺艰涩。总缘中气不治，所以升降反作，出纳无灵也。

苓桂半夏汤

茯苓三钱　泽泻三钱　甘草二钱　桂枝三钱　半夏三钱　干姜三钱　生姜三钱　芍药三钱

煎大半杯，温服。

噎病胸膈滞塞，雾气淫蒸，而化痰饮，上脘不开，加以痰涎胶黏，故食阻不下，法宜重用半夏，以降胃气。痰盛者，加茯苓、橘皮，行其瘀浊，生姜取汁，多用益善。痰饮极旺，用瓜蒂散，吐其宿痰，下其停饮，胸膈洗荡，腐败清空，则饮食渐下矣。

胸膈之痞，缘肺胃上逆，浊气不降，而其中全是少阳甲木之邪。盖胃逆则肺胆俱无降路，胆木盘结，不得下行，经气郁迫，是以胸胁痛楚，当以甘草缓其迫急，芍药泻其木邪，柴胡、鳖甲，散其结郁。若兼风木枯燥，则加阿胶、当归，滋木清风，其痛自差。

其大便燥结，粪粒坚硬，缘土湿胃逆，肺郁痰盛，不能化生津液，以滋大肠。大肠以阳明燥金之腑，枯槁失滋，自应艰涩。而阴凝气闭，下窍不开，重以饮食非多，消化不速，谷滓有限，未能充满胃肠，顺行而下。盖以肝木郁陷，关窍堵塞，疏泄之令不行，是以便难。此宜以干姜、砂仁，温中破滞，益脾阳而开肠窍，以桂枝达木郁而行疏泄。干涩难下者，重用肉苁蓉，以滑肠窍，白蜜亦佳。木枯血燥，不能疏泄，加阿胶、当归，滋其风木。

其小便红涩，缘肺郁痰盛，不能生水，以渗膀胱，而土湿木郁，疏泄不行，故水道不利，此宜苓、泽、桂枝，泻湿疏木，以通前窍。甚者用猪苓汤加桂枝，猪、茯、滑、泽，泻湿燥土，桂枝、阿胶，疏木清风，水道自利。噎家痰多溲少，全是土湿，湿土莫运，肝不升达，是以溺癃，肺不降敛，是以痰盛，泻湿以苓、泽为主，佐以利肺疏肝之品，则痰消而溲长矣。

下窍闭塞，浊无泄路，痞郁胸膈，食自难下。下窍续开，胸膈浊气，渐有去路，上脘自开。再以疏利之品，去其胸中腐败，食无不下之理。而上下之开，总以温中燥土为主。土气温燥，胃不上逆，则肺降而噎开，脾不下陷，则肝升而便利矣。

庸工以为阴虚燥旺，用地黄、牛乳滋润之药。更可诛者，至用大黄，噎病之人，百不一生，尚可寿及一年者，若服汤药，则数月死矣。

医法失传，千古不得解人。能悟此理，则病去年增，不得死矣。

反胃根原

反胃者，阳衰土湿，下脘不开也。饮食容纳，赖于胃阴之降，水谷消磨，藉乎脾阳之升，中气健旺，则胃降而善纳，脾升而善磨，水谷化消，关门洞启，精华之上奉者，清空无滞，是以痰涎不生，渣滓之下达者，传送无阻，是以便溺不涩。

湿盛阳亏，中气虚败，戊土偏衰，则能消而不能受，己土偏弱，则能受而不能消。以阳含阴则性降，降则化阴而司受盛，故胃以阳土而主纳，阴含阳则气升，升则化阳而司消腐，故脾以阴土而主磨。阳性开，阴性闭，戊土善纳，则胃阳上盛而窍开，己土不磨，则脾阴下旺而窍闭。水谷善纳，上窍常开，所以能食，饮食不磨，下窍常闭，所以善吐。盖土性回运，气化无停，新故乘除，顷刻莫间，饮食不磨，势难久驻，下行无路，则逆而上涌，自然之理也。

其便结者，糟粕之传送无多也。隧窍闭涩，而渣滓有限，不能遽行，蓄积既久，而后破隘而下。下而又闭，闭而又下，零星断续，不相联属。及其迟日延时，传诸魄门，则粪粒坚硬，形如弹丸。缘大肠以燥金之腑，而肺津化痰，不能下润，故燥涩而艰难也。

仲景《金匮》，于反胃呕吐，垂大半夏之法，补中降逆，而润肠燥，反胃之圣方也。若与茯苓四逆合用，其效更神矣。

姜苓半夏汤

人参三钱　半夏三钱　干姜三钱　茯苓三钱　白蜜半杯

河水扬之二百四十遍，煎大半杯，入白蜜，温服。

反胃与噎膈同理，但上脘不闭耳。全以温中燥湿，降逆开结为主。土燥阳回，饮食消化，自然不吐。谷精下润，渣滓盛满，传送无阻，大便自易。

湿气渗泄，必由便溺，若肝气不能疏泄，加桂枝、阿胶，疏木清风。利水滑肠之法，依噎膈诸方，无有异也。

消渴根原

消渴者，足厥阴之病也。厥阴风木与少阳相火，相为表里，风木之性，专欲疏泄，土湿脾陷，乙木遏抑，疏泄不遂，而强欲疏泄，则相火失其蛰藏。手少阳三焦以相火主令，足少阳胆从相火化气，手少阳陷于膀胱，故下病淋癃，足少阳逆于胸膈，故上病消渴，缘风火合邪，津血耗伤，是以燥渴也。

淋因肝脾之陷，消因胆胃之逆，脾陷而乙木不升，是以病淋，胃逆而甲木不降，是以病消。脾陷胃逆，二气不交，则消病于上而淋病于下。但是脾陷，则淋而不消，但是胃逆，则消而不淋。淋而不消者，水藏而木不能泄也，消而不淋者，木泄而水不能藏也。木不能泄，则肝气抑郁而生热，膀胱热涩，故溲便不通，水不能藏，则肾阳泄露而生寒，肾脏寒滑，故水泉不止。

肝木生于肾水而胎心火，火之热者，木之温气所化，木之温者，水之阳根所发。水主蛰藏，木主疏泄，木虚则遏抑子气于母家，故疏泄不行，而病淋涩，木旺则盗泄母气于子家，故蛰藏失政，而善溲溺。

《素问·气厥论》：心移热于肺，肺消，肺消者，饮一溲二，死不治。此上下俱寒，上寒则少饮，下寒则多溲。饮一溲二，是精溺之各半也，是以必死。《金匮》：男子消渴，小便反多，饮一斗，小便一斗。此下寒上热，下寒则善溲，上热则善饮。饮一溲一，是溺多而精少也，则犹可治。渴欲饮水，小便不利者，是消淋之兼病者也。

肾气丸

地黄二两八钱　山萸一两四钱　山药一两四钱　丹皮一两　茯苓一两　泽泻一两　桂枝三钱五分　附子三钱五分

炼蜜丸梧子大，酒下十五丸，日再服。不知，渐加。

《金匮》：消渴，饮一斗，小便一斗，上伤燥热，下病湿寒，燥热在肝肺之经，湿寒在脾肾之脏。肾气丸，茯苓、泽泻，泻湿燥土，地黄、丹、桂，清风疏木，附子温肾水之寒，薯蓣、山萸，敛肾精之泄，消渴之神方也。

肝主疏泄，木愈郁而愈欲泄，泄而不通，则小便不利，泄而失藏，则水泉不止。肾气丸能缩小便之太过，亦利小便之不通，《金匮》：小便一斗者主之，小便不利者亦主之，以其泻湿而燥土，清风而疏木也。

猪苓汤

猪苓三钱　茯苓三钱　泽泻三钱　滑石三钱，研　阿胶三钱

煎大半杯，入阿胶，消化，温服。

治上消下淋者。

上渴而下淋者，土湿木郁，而生风燥。猪、茯、滑、泽，泻湿燥土，阿胶滋木清风，解渴通淋之良法也。

若木郁不能疏泄，宜加桂枝，以达木气。若消淋兼作而发热脉浮者，是土湿木郁而感风邪，当以五苓发其汗也。

桂附苓乌汤

茯苓三钱　泽泻三钱　桂枝三钱　干姜三钱　附子三钱　龙骨三钱，煅，研

牡蛎三钱，煅，研　首乌三钱，蒸

煎大半杯，温服。

治饮一溲二者。

《素问》饮一溲二，水寒土湿，木气疏泄，宜苓、泽，泻湿燥土，姜、附，暖水温中，桂枝、首乌，达木荣肝，龙骨、牡蛎，敛精摄溺。病之初起，可以救药，久则不治。

癫狂根原

癫狂者，即惊悸之重病也。肝为木，其气风，其志怒，其声呼。心为火，其气热，其志喜，其声呼。肺为金，其气燥，其志悲，其声哭。肾为水，其气寒，其志恐，其声呻。脾为土，其气湿，其志忧，其声歌。气之方升而未升则怒，已升则为喜，气之方降而未降则悲，已降则为恐。盖陷于重渊之下，志意幽沦，是以恐作。方其半陷，则凄凉而为悲，悲者，恐之先机也。升于九天之上，神气畅达，是以喜生。方其半升，则拂郁而为怒，怒者，喜之未遂也。

凡人一脏之气偏盛，则一脏之志偏见，而一脏之声偏发。癫病者，安静而多悲恐，肺肾之气旺也，狂病者，躁动而多喜怒，肝心之气旺也。肺肾为阴，肝心为阳，二十难曰：重阴者癫，重阳者狂，正此义也。而金水之阴旺，则因于阳明之湿寒，木火之阳盛，则因于太阴之湿热。缘胃土右降，金水所从而下行，湿则不降，金水右滞而生寒，金旺则其志悲，水旺则其志恐也。脾土左升，木火所从而上行，湿则不升，木火左郁而生热，木旺则其志怒，火旺则其志喜也。湿寒动则寝食皆废，悲恐俱作，面目黄瘦，腿膝清凉，身静而神迷，便坚而溺涩，此皆金水之旺也。湿热动则眠食皆善，喜怒兼生，面目红肥，臂肘温暖，身动而神慧，便调而水利，此皆木火之旺也。

癫缘于阴旺，狂缘于阳旺。阴阳相判，本不同气，而癫者历时而小狂，狂者积日而微癫。阳胜则狂生，阴复则癫作，胜复相乘而癫狂迭见，此其阴阳之俱偏者也。

苓甘姜附龙骨汤

半夏三钱　甘草二钱　干姜三钱　附子三钱　茯苓三钱　麦冬三钱，去心　龙骨三钱　牡蛎三钱

煎大半杯，温服。

有痰者，加蜀漆。

治癫病悲恐失正者。

丹皮柴胡犀角汤

丹皮三钱　柴胡三钱　犀角一钱，

研汁　生地三钱　芍药三钱　茯苓三钱　甘草二钱，炙

煎大半杯，温服。

有痰者，加蜀漆。

治狂病喜怒乖常者。

劳伤中气，土湿木郁，则生惊悸。湿旺痰生，迷其神智，喜怒悲恐，缘情而发，动而失节，乃病癫狂。癫狂之家，必有停痰。痰者，癫狂之标，湿者，癫狂之本。癫起于惊，狂生于悸，拔本塞原之法不在痰。若宿痰胶固，以瓜蒂散上下涌泄，令脏腑上下清空，然后燥土泻湿，以拔其本。

痰饮根原

痰饮者，肺肾之病也，而根原于土湿，肺肾为痰饮之标，脾胃乃痰饮之本。盖肺主藏气，肺气清降则化水，肾主藏水，肾水温升则化气。阳衰土湿，则肺气壅滞，不能化水，肾水凝瘀，不能化气。气不化水，则郁蒸于上而为痰，水不化气，则停积于下而为饮。大凡阳虚土败，金水堙郁，无不有宿痰留饮之疾。

清道堵塞，肺气不布，由是壅嗽发喘，息短胸盛，眠食非旧，喜怒乖常。盖痰饮伏留，腐败壅阻，碍气血环周之路，格精神交济之关，诸病皆起，变化无恒，随其本气所亏而发，而总由脾阳之败。缘足太阴脾以湿土主令，手太阴肺从湿土化气，湿旺脾亏，水谷消迟，脾肺之气，郁而不宣，淫生痰涎。岁月增加，久而一身精气尽化败浊，微阳绝根，则人死矣。

高年之人，平素阳虚，一旦昏愦痰鸣，垂头闭目，二三日即死。此阳气败脱，痰证之无医者也。其余百病，未至于此。

悉宜燥土泻湿，绝其淫泆生化之源，去其瘀塞停滞之物，使之精气播宣，津液流畅，乃可扶衰起危，长生不老耳。

姜苓半夏汤

茯苓三钱　泽泻三钱　甘草二钱　半夏三钱　橘皮三钱　生姜三钱

煎大半杯，温服。

百病之生，悉由土湿，是以多有痰证，而臌胀、噎膈、虚劳、吐衄、嗽喘、惊悸之家更甚。原因土湿阳虚，气滞津凝。法宜燥土泻湿，利气行郁，小半夏加茯苓、橘皮，是定法也。

在上之痰，半成湿热，在下之饮，纯属湿寒，上下殊方，温清异制，大要以温燥水土为主。上热者，

加知母、石膏。下寒者，佐干姜、附子。痰之陈宿缠绵，胶固难行者，加枳实开之。饮之停瘀脏腑者，上在胸膈，用十枣汤，泻其气分，下在脐腹，用猪苓汤，泻于水道。流溢经络者，用五苓散，泻之汗孔。上脘之痰，可从吐出，中脘之痰，可从便下，若经络之饮，非使之化气成津，泻于汗尿，别无去路也。一切痰饮，用瓜蒂散吐之，功效最捷。续随子仁，驱逐痰饮，亦良物也。

咳嗽根原

咳嗽者，肺胃之病也。胃土右转，肺金顺下，雾气降洒，津液流通，是以无痰，呼吸安静，上下无阻，是以不嗽。胃土上逆，肺无降路，雾气堙塞，故痰涎淫生，呼吸壅碍，则咳嗽发作。其多作于秋冬者，风寒外闭，里气愈郁故也。

而胃之所以不降，全缘阳明之阳虚。太阴以己土而生湿，阳明从庚金而化燥，燥敌其湿，则胃降而脾升，湿夺其燥，则脾陷而胃逆，以燥为阳而湿为阴，阳性运而阴性滞，理自然也。

《素问·咳论》：其寒饮食入胃，从肺脉上至于肺则肺寒，肺寒则外内合邪，因而客之，则为肺咳。是咳嗽之证，因于胃逆而肺寒，故仲景治咳，必用干姜、细辛。

其燥热为嗽者，金燥而火炎也。手阳明以燥金主令，燥气旺则手太阴化气于庚金而不化气于湿土，一当胃逆胆升，刑以相火，则壅嗽生焉。然上虽燥热，而下则依旧湿寒也。盖肺胃顺降，则相火蛰藏而下温，肺胃逆升，则相火浮动而上热，上热则下寒，以其火升而不降也。缘足太阴之湿盛，则辛金从令而化湿，是生湿嗽，手阳明之燥盛，则戊土从令而化燥，是生燥咳，燥则上热，湿则下寒。究之湿为本而燥为标，寒为原而热为委，悟先圣咳嗽之义，自得之矣。

姜苓五味细辛汤

茯苓三钱　甘草二钱　干姜三钱　半夏三钱　细辛三钱　五味一钱，研

煎大半杯，温服。

咳证缘土湿胃逆，肺金不降，气滞痰生，窍隧阻碍，呼吸不得顺布。稍感风寒，闭其皮毛，肺气愈郁，咳嗽必作。其肺家或有上热，而非脾肾湿寒，不成此病。岐伯之论，仲景之法，不可易也。

其甚者，则为齁喘，可加橘皮、杏仁，以利肺气。若肺郁生热，加

麦冬、石膏，清其心肺。若胆火刑金，加芍药、贝母，以清胆肺。劳嗽吐血，加柏叶，以敛肺气。若感冒风寒，嚏喷流涕，头痛恶寒，加生姜、苏叶，以解表邪。

肺痈根原

肺痈者，湿热之郁蒸也。阳衰土湿，肺胃不降，气滞痰生，胸膈瘀塞，湿郁为热，淫泆熏蒸，浊瘀臭败，腐而为脓。始萌尚可救药，脓成肺败则死。此缘湿旺肺郁，风闭皮毛，卫气收敛，营郁为热，热邪内闭，蒸其痰涎，而化痈脓故也。

盖风中于表，则腠理疏泄而汗出，热蒸于里，则经阳遏闭而恶寒。卫阳外敛，呼气有出而不入，营阴内遏，吸气有入而不出，营卫不交，风热兼作，风邪外伤其皮毛。

皮毛者，肺之合也。湿土郁满，肺气不降，而风袭皮毛，泄其卫气。卫气愈泄而愈敛，皮毛始开而终闭，肺气壅塞，内外不得泄路，痞闷喘促，痰嗽弥增，口干咽燥，而不作渴。少饮汤水，则津液沸腾，多吐浊沫。热邪内伤其津血，津血与痰涎郁蒸，腐化脓秽，吐如米粥。久而肺脏溃烂，是以死也。

病生肺部，而根原于胃逆，其胸膈之痛，则是胆木之邪。以胃土不降，肺胆俱无下行之路，胆以甲木而化相火，甲木克戊土，则膈上作疼，相火刑辛金，则胸中生热。是宜并治其标本也。

苏叶橘甘桔汤

苏叶三钱　甘草二钱　桔梗三钱　杏仁三钱　茯苓三钱　贝母三钱　橘皮三钱　生姜三钱

煎大半杯，温服。

胃逆胸满重，加半夏。

肺痈，胸膈湿热，郁蒸痰涎，而化痈脓。痰盛宜逐，脓成当泻，胶痰堵塞，以甘遂、葶苈之属驱之，脓血腐瘀，以丹皮、桃仁之类排之。

剧者用仲景二白散，吐下脓秽，以救脏真，胜于养痈遗害者也。

二白散

桔梗三分　贝母三分　巴豆一分，去皮，炒，研如脂

为末，饮服半钱匕，虚者减之。

脓在膈上则吐，在膈下则泄。下多，饮冷水一杯，则止。

葶苈大枣泻肺汤

葶苈炒黄，研，弹子大　大枣十二枚

水三杯，煮枣，取二杯，去枣，入葶苈，煮取一杯，顿服。

脓未成则痰下，脓已成则脓下。

四圣心源·卷六

杂病解（中）

腹痛根原

腹痛者，土湿而木贼之也。乙木升于己土，甲木降于戊土，肝脾左旋，胆胃右转，土气回运而木气条达，故不痛也，水寒土湿，脾气陷而胃气逆，肝胆郁遏，是以痛作。

盖乙木上升，是为枝叶，甲木下降，是为根本，脾陷则乙木之枝叶不能上发，横塞地下，而克己土，故痛在少腹，胃逆则甲木之根本不能下培，盘郁地上，而克戊土，故痛在心胸。肝胆之经，旁循胁肋，左右并行，而三阳之病，则外归于经，三阴之病，则内归于脏，以阴盛于内而阳盛于外，故痛在脏腑者，厥阴之邪，痛在胁肋者，少阳之邪也。至于中气颓败，木邪内侵，则不上不下，非左非右，而痛在当脐，更为剧也。

此其中间，有木郁而生风热者。肝以风木主令，胆从相火化气，下痛者，风多而热少，上痛者，热多而风少，而究其根原，总属湿寒。

若有水谷停瘀，当以温药下之，仲景大黄附子汤，最善之制也。若宿物留滞，而生郁热，则厚朴七物汤，是良法也。如其瘀血堙塞，气道梗阻，而生痛者，则以破结行瘀之品利之，桂枝茯苓丸、下瘀血汤，酌其寒热而选用焉。若无宿物，法宜培土疏木、温寒去湿之剂，大建中、附子粳米、乌头石脂三方，实诸痛证之准绳也。

姜苓桂枝汤

桂枝三钱　芍药三钱　甘草二钱　茯苓三钱　干姜三钱

煎大半杯，温服。

治脾肝下陷，痛在少腹者。

柴胡桂枝鳖甲汤

柴胡三钱　鳖甲三钱，醋炙　甘草二钱　桂枝三钱　半夏三钱　芍药三钱

茯苓三钱

煎大半杯，温服。

治胃胆上逆，痛在心胸者。

胃寒，加干姜、川椒、附子。

凡心腹疼痛，率因水寒土湿，木气郁冲所致。心腹痛剧欲死，四肢冰冷，唇口指甲青白者，宜姜、椒、附、桂，驱寒邪而达木郁，必重用苓、甘，泻湿培土，而缓其迫急，其痛自止。肝以风木主令，胆从相火化气，其间木郁风动，火郁热发，亦往往而有，而推其脾肾，无不湿寒之理，即有风热兼作，用芍药、柴、芩，以泻肝胆，而脾肾之药，必宜温燥，此定法也。

肝主藏血，风动血耗，乙木枯槁，生意不遂，郁怒而贼脾土，则生疼痛。若血枯木燥，宜芍药、阿胶、归、地、首乌之类，以滋风木。木荣风退，即当减去，不可肆用，以败土气。

血郁痛作，或内在脏腑，或外在经络，其证肌肤甲错，两目黯黑，多怒而善忘。以肝窍于目，主藏血而华色，血瘀不能外华，故皮肤粗涩而黑黯也。宜用丹皮、桃仁，破其瘀血。若癥结难开，加䗪虫、虻虫之类行之。寻常血瘀，五灵脂、山羊血，功力亦良。

饮食停滞，土困木郁，以致作痛，用仲景温下之法，大黄、姜、附，泻其食水。剧者，少加巴霜一二厘，扩清陈宿，功效最捷。一切宿物壅阻，并宜此法。

腰痛根原

腰痛者，水寒而木郁也。木生于水，水暖木荣，生发而不郁塞，所以不痛，肾居脊骨七节之中，正在腰间，水寒不能生木，木陷于水，结塞盘郁，是以痛作。木者，水中之生意，水泉温暖，生意升腾，发于东方，是以木气根荄下萌，正须温养，忽而水结冰澌，根本失荣，生气抑遏，则病腰痛。

腰者，水之所在，腹者，土之所居，土湿而木气不达，则痛在于腹，水寒而木气不生，则痛在于腰。然腰虽水位，而木郁作痛之原，则必兼土病。盖土居水火之中，火旺则土燥，水旺则土湿，太阴脾土之湿，水气之所移也。土燥则木达而阳升，土湿则木郁而阳陷，癸水既寒，脾土必湿，湿旺木郁，肝气必陷，陷而不已，坠于重渊，故腰痛作也。

色过而腰痛者，精亡而气泄也。

精，阴也，而阴中之气，是谓阳根。纵欲伤精，阳根败泄，变温泉而为寒冷之渊，化火井而成冰雪之窟，此木枯土败之原，疼痛所由来也。缘阴阳生长之理，本自循环，木固生火，而火亦生木。少阴之火，升于九天之上者，木之子也，少阳之火，降于九地之下者，木之母也。其生于水者，实生于水中之火。水中之阳，四象之根也，《难经》所谓肾间动气，生气之原也。

桂枝姜附阿胶汤

茯苓三钱　桂枝三钱　甘草二钱　干姜三钱　附子三钱　阿胶三钱，炒，研

煎大半杯，温服。

奔豚根原

奔豚者，肾家之积也。平人君火上升而相火下蛰，火分君相，其实同气，君相皆蛰，则肾水不寒。火之下蛰，实赖土气，胃气右降，金水收藏，则二火沉潜，而不飞扬。土败胃逆，二火不降，寒水渐冱，阴气凝聚，久而坚实牢硬，结于少腹，是谓奔豚，《难经》：肾之积，曰奔豚是也。

水邪既聚，逢郁则发，奔腾逆上，势如惊豚，腹胁心胸诸病皆作，气冲咽喉，七窍火发，危困欲死，不可支也。及其气衰而还，诸证乃止。病势之凶，无如此甚。

然积则水邪而发则木气。其未发也，心下先悸，至其将发，则脐下悸作。以水寒木郁，则生振摇，枝叶不宁，则悸在心下，根本不安，则悸在脐间，脐上悸生者，是风木根摇，故发奔豚。

仲景“霍乱”：若脐上筑者，肾气动也。肾气者，风木摇撼之根，而论其发作，实是木邪。木邪一发，寒水上凌，木则克土，而水则刑火，火土双败，正气贼伤，此奔豚所以危剧也。

悸者，风木之郁冲，惊者，相火之浮宕。火不胜水，五行之常，所恃者，子土温燥，制伏阴邪，培植阳根，蛰于坎府，根本不拔，则胆壮而神谧。土湿阳衰，不能降蛰相火，阳根泄露，飘越无依，寒水下凝，阴邪无制，巨寇在侧，而身临败地，故动惕慌悬，迄无宁宇。凡惊悸一生，即为奔豚欲发之兆，不可忽也。

茯苓桂枝甘草大枣汤

茯苓一两　桂枝四钱　甘草二钱　大枣十五枚

甘澜水四杯，先煎茯苓，减二

杯，入诸药，煎大半杯，温服，日三剂。

作甘澜水法：大盆置水，以勺扬之千百遍，令水珠散乱，千颗相逐，乃取用之。

治汗后亡阳，脐下悸动，奔豚欲作者。

桂枝加桂汤

桂枝五钱　芍药三钱　甘草二钱　生姜三钱　大枣四枚

煎大半杯，温服。

治奔豚方作，气从少腹上冲心部者。

奔豚汤

甘草二钱　半夏四钱　芍药二钱　当归二钱　黄芩二钱　生姜四钱　川芎三钱　生葛五钱　甘李根白皮三钱

煎大半杯，温服。

治奔豚盛作，气上冲胸，头疼腹痛，往来寒热者。

奔豚之生，相火升泄，肾水下寒，不能生木。风木郁冲，相火愈逆，故七窍皆热。少阳经气，被阴邪郁迫，故有往来寒热之证。芎、归，疏肝而滋风木，芩、芍，泻胆而清相火，奔豚既发，风热上隆，法应先清其上。

龙珠膏

川椒五钱　附子五钱　乌头五钱　巴豆三钱，研，去油　桂枝五钱　茯苓八钱　牡蛎五钱　鳖甲五钱

芝麻油、黄丹熬膏，加麝香、阿魏，研细，布摊，贴病块。

奔豚已结，气块坚硬，本属寒积，但阴邪已盛，稍服附子温下，寒邪不伏，奔豚必发，以邪深药微，非附子之过也。不治，则半年一载之间，必至殒命。此宜温燥脾胃，去其中焦湿寒，土燥阳回，力能制水，然后以此膏贴之，寒消块化，悉从大便而出，滑白黏联，状如凝脂浊瘀后泄，少腹松软。重用附子暖水，然后乃受。

瘕疝根原

瘕疝者，肾肝之积也。木生于水，水之为性，得阳和而冰泮，遭阴肃而冻合，冰泮则木荣，冻合则木枯。肾水澌寒，木气郁遏，臃肿结硬，根于少腹，而盘于阴丸，是谓寒疝。

水凝则结，而为内寒，木郁则发，而为外热，内寒盛则牢坚而不出，外热作则奔突而不入，大小无常，动止莫测。病发则痛楚欲死，性命攸关，非细故也。

此肾肝之邪，而实原于任脉。

《素问·骨空论》：任脉为病，男子内结七疝，女子带下瘕聚。任者，诸阴之统任，少阴厥阴之气，总原于任脉。肾中阳秘，则冰消冻释，任中无固结之邪，肾中阳泄，水寒木郁，阴气凝滞，乃成疝瘕带下之疾。肾性蛰藏，肝性疏泄，水气旺则结而为疝瘕，木气旺则流而为带下，无二理也。任为阴而督为阳，男则督旺，女则任旺，故男子之疝气犹少，而女子之瘕带最多。

法宜温水木之寒，散肾肝之结，结寒温散，瘕疝自消。仲景大乌头煎、乌头桂枝二方，乃此病之良法也。

肾囊偏坠者，谓之㿗疝，是肝木之郁陷，臃肿硬大，常出而不入者。其时时上下者，谓之狐疝，言如狐狸之出没无常也。

茱萸泽泻乌头桂枝汤

吴茱萸三钱，炮　泽泻三钱　乌头三钱，炮桂枝三钱　芍药三钱　甘草二钱　生姜三钱大枣四枚

煎大半杯，温服。

仲景乌头桂枝汤，用乌头汤一杯，桂枝汤半杯，合煎，取一杯，分五服。不知，再服。其知者，如醉状。得吐为中病。今加茱萸、泽泻，去其寒湿，以绝疝瘕之根。

其臃肿偏坠者，用此药汤热洗之，或用药末，盛袋中，热熨之，日作数次，令其囊消而止。

其狐疝之偏有大小，时时上下者，仲景用蜘蛛散，亦良。

蜘蛛散

蜘蛛十四枚，炒焦　桂枝五分

研末，取八分一匕，饮和，日再服。蜜丸亦可。

积聚根原

积聚者，气血之凝瘀也。血积为癥，气积为瘕。《金匮》：妇人宿有癥病，经断未及三月，而得漏下不止，胎动在脐上者，此为癥痼害，所以血不止者，其癥不去故也。缘瘀血癥聚，不在子宫，三月胎长，与癥痼相碍，故血阻而下，是癥病之为血也。《伤寒》：阳明病，若中寒，不能食，小便不利，手足濈然汗出，此欲作痼瘕，必大便初硬后溏，所以然者，以胃中冷，水谷不别故也。缘寒气凝结，水谷不消，则大便泄利，《难经》谓之大瘕泄，是瘕病之为气也。

癥瘕之病，多见寒热，以气血积聚，阳不外达，故内郁而发热，阴不内敛，故外束而恶寒。气统于

肺，血藏于肝，气聚者，多下寒，血积者，多上热。盖离阴右降，而化金水，及其成水，而又抱阳气，故下焦不寒，气聚则金水失其收藏，阳不下蛰，是以寒生，坎阳左升，而化木火，及其成火，而又含阴精，故上焦不热，血积则木火失其生长，阴不上根，是以热作。

血性温暖而左升，至右降于金水，则化而为清凉，血之左积者，木之不温也，血之右积者，金之不凉也。气性清凉而右降，至左升于木火，则化而为温暖，气之右聚者，金之不清也，气之左聚者，木之不暖也。而溯其原本，总原于土，己土不升，则木陷而血积，戊土不降，则金逆而气聚，中气健运而金木旋转，积聚不生，癥瘕弗病也。

化坚丸

甘草二两　丹皮三两　橘皮三两　桃仁三两　杏仁三两　桂枝三两

炼蜜、陈醋丸酸枣大，米饮下三五丸，日二次。

若癥瘕结硬难消，须用破坚化癖之品。内寒加巴豆、川椒。内热加芒硝、大黄。

积聚之病，不过气血，左积者，血多而气少，加鳖甲、牡蛎，右聚者，气多而血少，加枳实、厚朴。总之，气不得血则不行，血不得气则不运，气聚者，血无有不积，血积者，气无有不聚，但有微甚之分耳。其内在脏腑者，可以丸愈，外在经络者，以膏药消之。

化坚膏

归尾四钱　鳖甲八钱　巴豆四钱，研　黄连四钱　三棱四钱　莪术四钱　山甲一两二钱　筋余一钱。以上八味，用芝麻油一斤、净丹八两，熬膏　硼砂四两　硇砂四钱　阿魏六钱，炒，研　麝香二钱　人参四钱　三七四钱　山羊血四钱　肉桂四钱。以上八味，研细，入膏。

火化，搅匀，稍冷，倾入水盆，浸二三日，罐收，狗皮摊。皮硝水热洗皮肤，令透，拭干，生姜（切）擦数十次，贴膏。一切癖块积聚，轻者一贴，重者两贴，全消。渐贴渐小，膏渐离皮，未消之处，则膏黏不脱。

忌一切发病诸物，惟猪、犬、鸭、凫、有鳞河鱼、菘、韭、米、面不忌。其余海味、鸡、羊、黄瓜，凡有宿根之物，皆忌。若无鳞鱼、天鹅肉、母猪、荞麦、马齿苋，则忌之终身。犯之，病根立发。若癖块重发，则不可救矣。

蛔虫根原

蛔虫者，厥阴肝木之病也。木郁则蠹生，肝郁则虫化。木以水为母而火为子，乙木升于己土，胎于癸水，而生君火，水升而化清阳，是以火不上热，甲木降于戊土，胎于壬水，而生相火，火降而化浊阴，是以水不下寒。肝升而胆降，火清而水暖，木气温畅，故蠹蛔不生，以其土运而木荣也。土湿脾陷，不能荣达肝木，子母分离，寒热不交。木以水火中气，堙于湿土，不得上下调济，由是寒热相逼，温气中郁，生意盘塞，腐蠹朽烂，而蛔虫生焉。

凡物湿而得温，覆盖不发，则郁蒸而虫化，或热或寒，不能生也。故虫不生于寒冰热火之中，而独生于湿木者，以木得五行之温气也。温气中郁，下寒上热，故仲景乌梅丸方，连、柏与姜、附并用，所以清子气之上热，温母气之下寒也。不去中下之湿寒，而但事杀蛔，土败木枯，则蛔愈杀而生愈繁，此当温燥水土，以畅肝木，则蛔虫扫迹而去矣。医书杀虫之方，百试不效者也。

乌苓丸

乌梅百枚，米蒸，捣膏　人参二两　桂枝二两　干姜二两　附子二两　川椒二两，去目，炒　当归二两　茯苓三两

炼蜜同乌梅膏丸梧子大，每服三十丸，日二次。

若虫积繁盛者，加大黄二两、巴霜二钱，下尽为佳。

蛔虫生化，原于土湿木郁，法以燥土疏木为主。线白虫证，是肝木陷于大肠，木郁不达，是以肛门作痒。虫生大肠之位，从庚金化形，故其色白。而木陷之根，总由土湿，当于燥土疏木之中，重用杏仁、橘皮，以泻大肠滞气，佐以升麻，升提手阳明经之坠陷也。

便坚根原

便坚者，手足阳明之病也。手阳明以燥金主令，足阳明从燥金化气，故手足阳明，其气皆燥。然手阳明，燥金也，戊土从令而化燥，足太阴，湿土也，辛金从令而化湿，土湿者能化戊土而为湿，不能变庚金之燥，金燥者能化辛金而为燥，不能变己土之湿，以从令者易化，而主令者难变也。故伤寒阳明之便结，肠胃之燥者也，反胃噎膈之便结，胃湿而肠燥者也，伤寒阳明之便结，肠胃之热燥者也，反胃噎膈

之便结，胃之寒湿而肠之寒燥者也。

以阳主开，阴主阖，阳盛则隧窍开通而便坚，阴盛则关门闭涩而便结，凡粪若羊矢者，皆阴盛而肠结，非关火旺也。盖肾司二便，而传送之职，则在庚金，疏泄之权，则在乙木，阴盛土湿，乙木郁陷，传送之窍既塞，疏泄之令不行，大肠以燥金之腑，闭涩不开，是以糟粕零下而不黏联，道路梗阻而不滑利，积日延久，约而为丸。其色黑而不黄者，水气旺而土气衰也。此证仲景谓之脾约，脾约者，阳衰湿盛，脾气郁结，不能腐化水谷，使渣滓顺下于大肠也，误用清润之剂，脾阳愈败，则祸变生矣。

阿胶麻仁汤

生地三钱　当归三钱　阿胶三钱，研　麻仁三钱，研

煎一杯，去渣，入阿胶，火化，温服。

治阳盛土燥，大便坚硬者。

结甚，加白蜜半杯。胃热，加芒硝、大黄。精液枯槁，加天冬、龟胶。

肉苁蓉汤

肉苁蓉三钱　麻仁三钱　茯苓三钱　半夏三钱　甘草二钱　桂枝三钱

煎一杯，温服。

治阳衰土湿，粪如羊矢者。

凡内伤杂病，粪若羊矢，结涩难下，甚或半月一行，虽系肝与大肠之燥，而根缘土湿。以脾不消磨，谷精堙郁，而化痰涎，肝肠失滋，郁陷而生风燥故也。法宜肉苁蓉滋肝润肠，以滑大便。一切硝、黄、归、地、阿胶、龟板、天冬之类，寒胃滑肠，切不可用。

泄利根原

泄利者，肝脾之下陷也。谷入于胃，脾阳升磨，精华归于五脏，而化气血，糟粕传于大肠，而为大便。水入于胃，脾阳消克，化为雾气，上归于肺，肺气降洒，化而为水，注于膀胱，而为小便。水入膀胱，而不入大肠，而后糟粕之后传者，不至于滑泄。水之消化，较难于谷，阳衰土湿，脾阳陷败，不能蒸水化气，则水谷混合，下趋二肠，而为泄利。

谷贮于大肠，水渗于膀胱，而其疏泄之权，则在于肝。今水入二肠，而不入膀胱，则乙木疏泄之令，不行于膀胱而行于大肠，是以泄而不藏也。盖木生于水而长于土，水寒则生气不旺，而湿土郁陷，又复

遏其发育之机，生长之意不遂，怒而生风，愈欲疏泄。膀胱空虚，既无可泄之物，大肠盈满，水谷停积，故乙木后泄，而为下利。缘木气抑遏，郁极而发，为湿土所限，不能上达，势必下行，行则水谷摧注而下故也。其发之过激，冲突脏腑，则生疼痛。奔冲抵触，而不得上达，盘郁结塞，则生胀满。其一切诸证，皆缘土败而木贼也。

苓蔻人参汤

人参二钱　甘草二钱　白术三钱　干姜三钱　茯苓三钱　肉蔻一钱，煨，研　桂枝三钱

煎大半杯，温服。

大便寒滑不收，小便热涩不利，加石脂以固大肠，粳米以通水道。

泄利缘肠胃寒滑，法以仲景理中为主，而加茯苓燥土，肉蔻敛肠，桂枝疏木，泄利自止。若滑泄不禁，则用桃花汤，干姜温其湿寒，石脂固其滑脱，粳米益其中气而通水道，无有不愈也。

泄利之原，率因脾肾寒湿，法宜温燥。间有木郁而生风热者，投以温燥，泄利愈加。然乙木虽为风热，而己土则是湿寒，宜清润其肝而温燥其脾。仲景乌梅丸方，连、柏与椒、姜、桂、附并用，治蛔厥而兼久利，最善之方也。

《伤寒》：太阳与少阳合病，自下利者，与黄芩汤。若呕者，与黄芩半夏生姜汤。以少阳甲木从相火化气，其经本随阳明下降，甲木不降，上逆而克戊土，戊土壅遏，水谷盛满莫容，于是吐利皆作，胆胃郁迫，相火升炎，而生燥热，此黄芩汤证也。《伤寒》：厥阴之为病，消渴，气上冲心，心中疼热，饥而不欲食，食则吐蛔，下之利不止。缘厥阴之经，木郁风动，津液耗损，故见消渴，风木郁冲，故心中疼热，下泄脾阳，乙木愈郁，己土被贼，故下利不止，此乌梅丸证也。少阳之利，但有上热，故第用芩、芍，以清胆火，厥阴之利，兼有下寒，故以连、柏清上，而并以姜、附温下。此虽伤寒之病，而亦杂证所时有，凡泄利之不受温燥者，皆此证也。杂证湿寒者多，燥热者少，千百之中，偶尔见之，不得与伤寒少阳之利同法治也。

泄利之家，肝脾下陷，则肺胃必上逆。胃逆不能降摄甲木，肺逆不能收敛相火，相火上炎，多生上热。久泄不已，相火郁升，往往喉舌生疮，疮愈则利作，利止则疮发。口疮者，胆胃之逆甚，下利者，肝

脾之陷剧也，迭为盛衰，累年不愈。是宜温燥水土，驱其湿寒，下利既瘳，口疮亦平。庸工见其口疮，而清上热，则脾阳益泄，利愈加而疮愈增矣。

痢疾根原

痢疾者，庚金乙木之郁陷也。金主气而木主血，金生于土，木生于水，水温土燥，则金融而气调，木荣而血畅，水寒土湿，不能升庚金而达乙木，则金木俱陷。

魄门者，肾之所司，而阳明燥金之腑也。金性敛而木性泄，其出而不至于遗矢者，庚金敛之也，其藏而不至于闭结者，乙木泄之也。湿土与金木俱陷，则金愈郁而愈欲敛，木愈郁而愈欲泄，金愈欲敛，故气滞而不通，木愈欲泄，故血脱而不藏。

木气疏泄，而金强敛之，隧路梗阻，传送艰难，是以便数而不利。金气凝涩，而木强泄之，滞气缠绵，逼迫而下，血液脂膏，剥蚀摧伤，是以肠胃痛切，脓血不止。其滑白而晶莹者，金色之下泄，其后重而腥秽者，金气之脱陷也。久而膏血伤残，脏腑溃败，则绝命而死矣。

此其病湿寒为本，而湿热为标。病在少阴，则始终皆寒，病在厥阴，则中变为热，故仲景于少阴脓血用桃花汤，于厥阴下重用白头翁汤。缘水病则生寒，木病则生热，而寒热之原，总归于太阴之湿。盖土湿而水侮之，则郁而为湿寒，土湿而木克之，则郁而为湿热之故也。

桂枝苁蓉汤

甘草二钱　桂枝三钱　芍药三钱　丹皮三钱　茯苓三钱　泽泻三钱　橘皮三钱　肉苁蓉三钱

煎大半杯，温服。

湿寒，加干姜。湿热，加黄芩。后重，加升麻。

痢家肝脾湿陷，脂血郁腐，法当燥湿疏木，而以苁蓉滋肝滑肠，尽行腐瘀为善。若结涩难下，须用重剂苁蓉，荡涤陈宿，使滞开痢止，然后调其肝脾。其脾肾寒湿，则用桃花汤，温燥己土。其木郁生热，则用白头翁，凉泻肝脾，湿热自当应药而瘳也。

淋沥根原

淋沥者，乙木之陷于壬水也。膀胱为太阳寒水之腑，少阳相火随太阳而下行，络膀胱而约下焦，实则闭癃，虚是遗溺。相火在下，逢水则藏，遇木则泄，癸水藏之，故泄而不至于遗溺，乙木泄之，故藏而不至于闭癃，此水道所以调也。

水之能藏，赖戊土之降，降则气聚也，木之能泄，赖己土之升，升则气达也。胃逆而水不能藏，是以遗溺，脾陷而木不能泄，是以闭癃。淋者，藏不能藏，既病遗溺，泄不能泄，又苦闭癃。

水欲藏而木泄之，故频数而不收，木欲泄而水藏之，故梗涩而不利。木欲泄而不能泄，则溲溺不通，水欲藏而不能藏，则精血不秘。缘木不能泄，生气幽郁而为热，溲溺所以结涩，水不能藏，阳根泄露而生寒，精血所以流溢。

而其寒热之机，悉由于太阴之湿，湿则土陷而木遏，疏泄不行，淋痢皆作。淋痢一理，悉由木陷，乙木后郁于谷道则为痢，前郁于水腑则为淋。其法总宜燥土疏木，土燥而木达，则疏泄之令畅矣。

桂枝苓泽汤

茯苓三钱　泽泻三钱　甘草三钱，生　桂枝三钱　芍药三钱

煎大半杯，热服。

肝燥发渴，加阿胶。

脾为湿土，凡病则湿，肝为风木，凡病则燥，淋家土湿脾陷，抑遏乙木发生之气，疏泄不畅，故病淋涩，木郁风动，津液耗损，必生消渴。其脾土全是湿邪，而其肝木则属风燥。血藏于肝，风动则血消，此木燥之原也。苓、泽、甘草，培土而泻湿，桂枝、芍药，疏木而清风，此是定法。土愈湿则木愈燥，若风木枯燥之至，芍药不能清润，必用阿胶，仲景猪苓汤，善利小便，茯苓、猪苓、泽泻、滑石，利水而泻湿，阿胶清风而润燥也。

水性蛰藏，木性疏泄。乙木生于癸水，相火封藏，癸水温暖，温气左升，则化乙木，生气畅茂，乙木发达，疏泄之令既遂，则水道清通，而相火必秘。土陷木遏，疏泄不遂，而愈欲疏泄，则相火泄露，而膀胱热涩，膀胱之热涩者，风木相火之双陷于膀胱也。足少阳甲木化气于相火，与手少阳三焦并温水脏，手少阳之相火泄，则下陷于膀胱而病淋，足少阳之相火泄，则上逆于胸膈而病消，其原总由于乙木之郁也。膀胱热涩之极者，加栀子、黄柏，以清三焦之陷，则水腑清矣。

乙木之温，生化君火，木郁阳陷，温气抑遏，合之膀胱沦陷之相火，故生下热。然热在肝与膀胱，

而脾则是湿，肾则是寒。寒水侮土，移于脾宫，则脾不但湿，而亦且病寒。其肝与膀胱之热，不得不清，而脾土湿寒，则宜温燥，是宜并用干姜，以温己土。若过清肝热，而败脾阳，则木火增其陷泄，膀胱热涩，永无止期矣。惟温肾之药，不宜早用，恐助膀胱之热。若膀胱热退，则宜附子暖水，以补肝木发生之根也。

肾主藏精，肝主藏血，木欲疏泄，而水莫蛰藏，则精血皆下。其精液流溢，宜薯蓣、山茱以敛之，其血块注泄，宜丹皮、桃仁以行之。淋家或下砂石，或下白物。砂石者，膀胱热癃，溲溺煎熬所结。水曰润下，润下作咸，溲溺之咸者，水之润下而成也。百川下流，则归于海，海水熬炼，则结盐块，膀胱即人身之海，沙石即海水之盐也。白物者，脾肺湿淫所化。湿旺津凝，则生痰涎，在脾则克其所胜，在肺则传其所生，皆入膀胱。膀胱湿盛，而下无泄窍，湿气淫泆，化为带浊。白物黏联，成块而下，即带浊之凝聚者也，与脾肺生痰，其理相同，淋家下见白物，上必多痰。泻湿宜重用苓、泽，若其痰多，用仲景小半夏加茯苓、橘皮以泻之。

女子带浊崩漏，与男子白浊血淋同理，皆湿旺木郁之证。内伤百病，大率由于土湿，往往兼病淋涩，而臌胀、噎膈、消渴、黄疸之家更甚。是缘阳虚土败，金木双郁，燥土温中，辅以清金疏木之品，淋涩自开。庸工见其下热，乃以大黄，益败脾阳，谬妄极矣！淋家下热之至，但有栀子、黄柏证，无有大黄、芒硝证，其热不在脾胃也。

一切带浊、崩漏、臌胀、黄疸，凡是小便淋涩，悉宜熏法。用土茯苓、茵陈蒿、栀子、泽泻、桂枝，研末布包，热熨小腹，外以手炉烘之，热气透彻，小便即行，最妙之法。

四圣心源·卷七

杂病解（下）

中风根原

中风者，土湿阳衰，四肢失秉，而外感风邪者也。四肢，诸阳之本，营卫之所起止，而追其根原，实秉气于脾胃。脾土左旋，水升而化血，胃土右转，火降而化气，血藏于肝，气统于肺，而行于经络，则曰营卫，四肢之轻健而柔和者，营卫之滋荣，而即脾胃之灌注也。

阳亏土湿，中气不能四达，四肢经络，凝涩不运，卫气阻梗，则生麻木。麻木者，肺气之郁。肺主皮毛，卫气郁遏，不能煦濡皮毛，故皮肤枯槁而顽废也。诸筋者，司于肝而会于节，土湿木郁，风动血耗，筋脉结涩，故肢节枯硬。一日七情郁伤，八风感袭，闭其皮毛，而郁其经脏，经络之燥盛，则筋脉急挛，肢节拳缩，屈而不伸，痹而不仁也。脏腑之湿盛，则化生败浊，堵塞清道，神迷言拙，顽昧不灵也。人身之气，愈郁则愈盛，皮毛被感，孔窍不开，郁其筋节之燥，故成瘫痪，郁其心肺之湿，故作痴喑。

脏腑者，肢节之根本，肢节者，脏腑之枝叶，根本既拔，枝叶必瘁，非尽关风邪之为害也。风者，百病之长，变无常态，实以病家本气之不一，因人而变，而风未尝变。风无刻而不扬，人有时而病作，风同而人异也。此与外感风伤卫气之风，原无悬殊，粗工不解，谬分西北东南，真假是非之名，以误千古，良可伤也。

桂枝乌苓汤

桂枝三钱　芍药三钱　甘草二钱　首乌三钱　茯苓三钱　砂仁一钱

煎大半杯，温服。

治左半偏枯者。

中下寒，加干姜、附子。

黄芪姜苓汤

黄芪三钱　人参三钱　甘草二钱

茯苓三钱　半夏三钱　生姜三钱

煎大半杯，温服。

治右半偏枯者。

中下寒，加干姜、附子。病重者，黄芪、生姜可用一二两。

中风之证，因于土湿，土湿之故，原于水寒。寒水侮土，土败不能行气于四肢，一当七情内伤，八风外袭，则病中风。

肝藏血而左升，肺藏气而右降，气分偏虚，则病于右，血分偏虚，则病于左，随其所虚而病枯槁，故曰偏枯。左半偏枯，应病在足大指，足厥阴肝经行于足大指也，若手大指亦病拳曲，则是血中之气滞也。右半偏枯，应病在手大指，手太阴肺经行于手大指也，若足大指亦病拳曲，则是气中之血枯也。究之左右偏枯，足大指无不病者，以足太阴脾行足大指，太阴脾土之湿，乃左右偏枯之源也。

土湿则肾水必寒，其中亦有湿郁而生热者，然热在上而不在下，热在肝胆而不在脾肾，而肝胆之燥热，究不及脾肾寒湿者之多，总宜温燥水土，以达肝木之郁。风袭于表，郁其肝木，木郁风生，耗伤津血，故病挛缩，木达风息，血复筋柔，则挛缩自伸。其血枯筋燥，未尝不宜阿胶、首乌之类，要当适可而止，过用则滋湿而败脾阳，不可不慎。

风家肢节拳缩，莫妙于熨法。右半偏枯，用黄芪、茯苓、生姜、附子，左半偏枯，用首乌、茯苓、桂枝、附子，研末布包，热熨病处关节，药气透彻，则寒湿消散，筋脉和柔，拳曲自松。药用布巾缚住，外以火炉温之。三四次后，气味稍减，另易新者。久而经络温畅，发出臭汗一身，气息非常，胶黏如饴，则肢体活软，屈伸如意矣。

其神迷不清者，胃土之逆也，其舌强不语者，脾土之陷也。以胃土上逆，浊气郁蒸，化生痰涎，心窍迷塞，故昏愦不知人事，脾土下陷，筋脉紧急，牵引舌本，短缩不舒，故蹇涩不能言语，此总由湿气之盛也。仲景《金匮》：邪入于腑，即不识人，邪入于脏，舌即难言者，风邪外袭，郁其脏腑之气，非风邪之内入于脏腑也。一切羌、独、艽、防驱风之法，皆庸工之妄作，切不可服！惟经脏病轻，但是鼻口偏斜，可以解表，用茯苓、桂枝、甘草、生姜、浮萍，略取微汗，偏斜即止。

其大便结燥，缘于风动血耗，而风动之由，则因土湿而木郁，法宜阿胶、苁蓉，清风润燥，以滑大肠。结甚者，重用苁蓉，滋其枯槁。龟板、地黄、天冬之类，滋湿伐阳，慎不可用，中气一败，则大事去矣。庸工至用大黄，可恨之极！

其痰涎胶塞，迷惑不清者，用葶苈散下之，痰去则神清。

葶苈散

葶苈三钱　白芥子三钱　甘遂一钱

研细，每服五分。

宿痰即从便下。

历节根原

历节者，风寒湿之邪伤于筋骨者也。膝踝乃众水之溪壑，诸筋之节奏，寒则凝冱于溪谷之中，湿则淫泆于关节之内，故历节病焉。

足之三阴，起于足下，内循踝膝，而上胸中，而少厥水木之升，随乎太阴之土，土湿而不升，则水木俱陷，于是癸水之寒生，乙木之风起。肉主于脾，骨属于肾，筋司于肝，湿淫则肉伤，寒淫则骨伤，风淫则筋伤，筋骨疼痛而肌肉壅肿者，风寒湿之邪合伤于足三阴之经也。

其病成则内因于主气，其病作则外因于客邪。汗孔开张，临风入水，水湿内传，风寒外闭，经热郁发，肿痛如折。虽原于客邪之侵陵，实由于主气之感召，久而壅肿卷屈，跛蹇疲癃。此亦中风之类也，而伤偏在足。盖以清邪居上，浊邪居下，寒湿，地下之浊邪，同气相感，故伤在膝踝。诸如膝风、脚气，色目非一，而究其根源，正自相同。

凡腿上诸病，虽或木郁而生下热，然热在经络，不在骨髓，其骨髓之中，则是湿寒，必无湿热之理。《金匮》义精而法良，当思味而会其神妙也。

桂枝芍药知母汤

桂枝四钱　芍药三钱　甘草二钱　白术二钱　附子二钱　知母四钱　防风四钱　麻黄二钱　生姜五钱

煎大半杯，温服。

历节风证，肢节疼痛，足肿头眩，短气欲吐，身羸发热，黄汗沾衣，色如柏汁。此缘饮酒汗出，当风取凉，酒气在经，为风所闭，湿邪淫泆，伤于筋骨。湿旺土郁，汗从土化，是以色黄。其经络之中，则是湿热，其骨髓之内，则是湿寒。法宜术、甘培土，麻、桂通经，知母、芍药，泻热而清风，防风、附子，去湿而温寒。湿寒内消，湿热外除，肿痛自平。若其病剧，不能捷效，加黄芪以行经络，乌头以驱湿寒，无有不愈。一切膝风、脚气诸证，不外此法。

乌头用法：炮，去皮脐，切片，焙干，蜜煎，取汁，入药汤服。

痉病根原

痉病者，汗亡津血而感风寒也。太阳之脉，自头下项，行身之背，发汗太多，伤其津血，筋脉失滋，复感风寒，筋脉挛缩，故颈项强急，头摇口噤，脊背反折也。《素问·诊要经终论》：太阳之脉，其终也，戴眼，反折，瘈疭，即痉病之谓，以背膂之筋，枯硬而紧急故也。

太阳以寒水主令，而实化于丙火。盖阴阳之理，彼此互根，清阳左旋，则癸水上升，而化君火，浊阴右转，则丙火下降，而化寒水。汗亡津血，阴虚燥动，则丙火不化寒水而生上热，是以身首发热而面目皆赤也。寒水绝其上源，故小便不利。背者，胸之府，肺位于胸，壬水生化之源也。肺气清降，氤氲和洽，蒸为雨露，自太阳之经注于膀胱，则胸膈清空而不滞，太阳不降，肺气壅郁，故浊气上冲于胸膈也。太阳之经，兼统营卫，风寒伤人，营卫攸分，其发热汗出，不恶寒者，名曰柔痉，风伤卫也，其发热无汗，反恶寒者，名曰刚痉，寒伤营也。

病得于亡汗失血之后，固属风燥，而汗血外亡，温气脱泄，实是阳虚，滋润清凉之药，未可肆用也。

栝楼桂枝汤

栝楼根四钱　桂枝三钱　芍药三钱　甘草二钱　生姜三钱　大枣四枚

煎大半杯，热服，覆衣，饮热稀粥，取微汗。

治风伤卫气，发热汗出者。

葛根汤

葛根四钱　麻黄三钱，先煎，去沫　桂枝二钱　芍药二钱　甘草二钱　生姜三钱　大枣四枚

煎大半杯，热服，覆衣，取微汗。

治寒伤营血，发热无汗者。

痉病是太阳证，亦有在阳明经者。若胸满口噤，卧不着席，脚挛齿龂者，胃土燥热，筋脉枯焦之故。宜重用清凉滋润之味，不可拘太阳经法。甚者宜大承气汤，泻其胃热乃愈。

湿病根原

湿病者，太阴湿旺而感风寒也。

太阴以湿土主令，肺以辛金而化湿，阳明以燥金主令，胃以戊土而化燥，燥湿相敌，是以不病，人之衰也，湿气渐长而燥气渐消，及其病也，湿盛者不止十九，燥盛者未能十一。阴易盛而阳易衰，阳盛则壮，阴盛则病，理固然也。

膀胱者，津液之府，气化则能出，肺气化水，渗于膀胱，故小便清长。土湿则肺气堙郁，不能化水，膀胱闭癃，湿气浸淫，因而弥漫于周身。湿为阴邪，其性亲下，虽周遍一身，无处不到，究竟膝踝关节之地承受为多。一遇风寒感冒，闭其皮毛，通身经络之气壅滞不行，则疼痛热烦而皮肤熏黄。湿陵上焦，则痛在头目。湿淫下部，则痛在膝踝。湿侵肝肾，则痛在腰腹。湿遍一身，上下表里，无地不痛，而关窍骨节，更为剧焉。

其火盛者，郁蒸而为湿热，其水盛者，淫泆而为湿寒，而总之悉本于阳虚。法当内通其膀胱，外开其汗孔，使之表里双泻也。

茵陈五苓散

白术　桂枝　茯苓　猪苓　泽泻

等份，为散，每用五钱，调茵陈蒿末一两，和匀，空腹米饮调服一汤匙，日三服。多饮热汤，取汗。

湿家日晡烦痛，以土旺午后申前，时临未支，湿邪旺盛也。若发热恶寒，是表邪闭固，加紫苏、青萍，以发其汗。

元滑苓甘散

元明粉　滑石　茯苓　甘草

等分，为末，大麦粥汁和服一汤匙，日三服。湿从大小便去，尿黄粪黑，是其候也。

湿旺脾郁，肺壅而生上热，小便黄涩，法宜清金利水，以泻湿热。若湿邪在腹，肺气壅滞，以致头痛鼻塞，声音重浊，神气郁烦，当于发汗利水之中，加橘皮、杏仁，以泻肺气。

苓甘栀子茵陈汤

茵陈蒿三钱　栀子二钱　甘草二钱，生　茯苓三钱

煎大半杯，热服。

治小便黄涩，少腹满胀者。服此小便当利，尿如皂角汁状，其色正赤，一宿腹减，湿从小便去矣。

湿家腹满尿涩，是木郁而生下热，法当利水泻湿，而加栀子，以清膀胱。若湿热在脾，当加大黄、芒硝。如湿热但在肝家，而脾肾寒湿，当加干姜、附子。若膀胱无热，但用猪苓汤，利其小便可也。

黄疸根原

黄疸者，土湿而感风邪也。太阴湿土主令，以阳明戊土之燥，亦化而为太阴之湿。设使皮毛通畅，湿气淫蒸，犹得外泄。一感风邪，卫气闭阖，湿淫不得外达，脾土堙郁，遏其肝木。肝脾双陷，水谷不消，谷气瘀浊，化而为热。瘀热前行，下流膀胱，小便闭涩，水道不利，膀胱瘀热，下无泄路，熏蒸淫泆，传于周身，于是黄疸成焉。

其病起于湿土而成于风木，以黄为土色，而色司于木，木邪传于湿土，则见黄色也。或伤于饮食，或伤于酒色，病因不同，总由于阳衰而土湿。湿在上者，阳郁而为湿热，湿在下者，阴郁而为湿寒。乙木下陷而阳遏阴分，亦化为湿热，甲木上逆而阴旺阳分，亦化为湿寒，视其本气之衰旺，无一定也。

其游溢于经络，则散之于汗孔。其停瘀于膀胱，则泄之于水道。近在胸膈，则涌吐其腐败。远在肠胃，则推荡其陈宿。酌其温凉寒热，四路涤清，则证有变状而邪无遁所，凡诸疸病，莫不应手消除也。

谷疸

谷入于胃，脾阳消磨，蒸其精液，化为肺气，肺气宣扬，外发皮毛而为汗，内渗膀胱而为溺，汗溺输泄，土不伤湿，而木气发达，则疸病不作。阳衰土湿，水谷消迟，谷精堙郁，不能化气，陈腐壅遏，阻滞脾土，木气遏陷，土木郁蒸，则病黄疸。

中气不运，升降失职，脾陷则大便滑溏，胃逆则上脘痞闷。浊气熏腾，恶心欲吐，恶闻谷气。食则中气愈郁，头眩心烦。此当扩清其菀陈，除旧而布新也。

酒疸

酒醴之性，湿热之媒，其濡润之质，入于脏腑，则生下湿，辛烈之气，腾于经络，则生上热。汗溺流通，湿气下泄而热气上达，可以不病，汗溺闭塞，湿热遏瘀，乃成疸病。

其性嗜热饮者，则濡润之下伤差少，而辛烈之上伤颇重。其性嗜冷饮者，则辛烈之上伤有限，而湿寒之下伤为多。至于醉后发渴，凉饮茶汤，寒湿伤脾者，不可胜数，未可以湿热概论也。

色　疸

肾主蛰藏，相火之下秘而不泄者，肾藏之也。精去则火泄而水寒，寒水泛滥，浸淫脾土，脾阳颓败，则湿动而寒生，故好色之家，久而火泄水寒，土湿阳亏，多病虚劳，必然之理也。水土寒湿，不能生长木气，乙木遏陷，则生下热。土木合邪，传于膀胱，此疸病所由生也。

其湿热在于肝胆，湿寒在于脾肾。人知其阴精之失亡，而不知其相火之败泄，重以滋阴助湿之品，败其脾肾微阳，是以十病九死，不可活也。

甘草茵陈汤

茵陈三钱　栀子三钱　大黄三钱　甘草三钱，生

煎大半杯，热服。

治谷疸，腹满尿涩者。

服后小便当利，尿如皂角汁状，其色正赤，一宿腹减，黄从小便去也。

茵陈五苓散

白术　桂枝　猪苓　茯苓　泽泻

等分，为散，每用五钱，调茵陈蒿末一两，空腹米饮和服一汤匙，日三服。多饮热汤，取汗。

治日暮寒热者。

硝黄栀子汤

大黄四钱　芒硝三钱　栀子三钱

煎大半杯，热服。

治汗出腹满者。

栀子大黄汤

栀子三钱　香豉三钱　大黄三钱　枳实三钱

煎一杯，热分三服。

治酒疸，心中懊侬热疼，恶心欲吐者。

元滑苓甘散

元明粉　滑石　甘草　茯苓

等分，为末，大麦粥汁和服一汤匙，日三服。

治色疸，额黑身黄者。服后病从大小便去，尿黄粪黑，是其候也。

色疸，日晡发热恶寒，膀胱急，小便利，大便黑溏，五心热，腹胀满，身黄，额黑，此水土瘀浊之证，宜泻水去湿，通其二便。仲景用硝矾散，硝石清热，矾石去湿，此变而为滑石、元明粉，亦即硝矾之意。用者酌量而通融之，不可拘泥。

黄疸之家，脾肾湿寒，无内热者，当用姜、附、茵陈，不可误服硝、黄也。

暍病根原

病者，暑热而感风寒也。热则伤气，寒则伤形，《素问·通评虚实论》：气盛身寒，得之伤寒，气虚身热，得之伤暑。以寒性敛闭，暑性疏泄，寒闭其形而皮毛不开，是以气盛而身寒，暑泄其气而腠理不阖，是以气虚而身热，暍病则伤于暑而又伤于寒者也。

盛暑汗流，元气蒸泄，被清风而浴寒水，玄府骤闭，《素问》：玄府者，汗孔也。里热不宣，故发热恶寒，口渴齿燥，身重而疼痛，脉细而芤迟也。盖气不郁则不病，虽毒热挥汗，表里燔蒸，筋力懈惰，精神委顿，而新秋变序，暑退凉生，肺府清爽，精力如初，不遇风寒，未尝为病。及热伤于内，寒伤于外，壮火食气，而腠理忽敛，气耗而热郁，于是病作也。

汗之愈泄其气，则恶寒益甚。温之愈助其火，则发热倍增。下之愈亡其阳，则湿动木郁，而淋涩弥加。法当补耗散之元气而不至于助火，清烦郁之暑热而不至于伐阳，清金而泻热，益气而生津，无如仲景人参白虎之为善也。

人参白虎汤

石膏三钱　知母三钱　甘草二钱　粳米半杯　人参三钱

米熟汤成，取大半杯，热服。

霍乱根原

霍乱者，饮食寒冷而感风寒也。夏秋饮冷食寒，水谷不消，其在上脘则为吐，其在下脘则为泄。或吐或泄，不并作也，一感风寒，皮毛闭塞，而宿物陈菀壅遏，中气盛满莫容，于是吐泄并作。

其吐者，胃气之上逆，其泄者，脾气之下陷。胃土之逆者，胆木之上逼也，脾土之陷者，肝木之下侵也。盖中气郁塞，脾胃不转，不能升降木气，木气郁迫，而克中宫，刑以胆木则胃逆，贼以肝木则脾陷也。肝胆主筋，水土寒湿，木气不荣，是以筋转。

吐泄无余，寒瘀尽去，土气渐回，阳和徐布，中气发扬，表邪自解。若其不解，外有寒热表证，宜以麻、桂发之，而温以理中、四逆之辈，表寒既退，而脏腑松缓，痛泄自止。若其不能吐泄，腹痛欲死，可用大黄附子，温药下之，陈宿推荡，立刻轻安。病在火令，全属寒因，是以仲景立法，率主理中、四逆，变通理中、四逆之意，则病有尽而法无穷矣。倘泥时令，而用清凉，是粗工之下者也。

桂苓理中汤

人参一钱　茯苓二钱　甘草二钱　干姜三钱　桂枝三钱　白术三钱　砂仁二钱　生姜三钱

煎大半杯，温服。

吐不止，加半夏。泄不止，加肉蔻。外有寒热表证，加麻黄。转筋痛剧，加附子、泽泻。

痎疟根原

痎疟者，阴邪闭束，郁其少阳之卫气也。人之六经，三阴在里，三阳在表，寒邪伤人，同气相感，内舍三阴，少阳之经，在二阳之内，三阴之外，内与邪遇，则相争而病作。

其初与邪遇，卫气郁阻，不得下行。渐积渐盛，内与阴争，阴邪被逼，外乘阳位，裹束卫气，闭藏而生外寒。卫为阴束，竭力外发，重围莫透，鼓荡不已，则生战栗。少阳甲木，从相火化气，及其相火郁隆，内热大作，阴退寒消，则卫气外发，而病解焉。

卫气昼行六经二十五周，夜行五脏二十五周，寒邪浅在六经，则昼与卫遇而日发，深在五脏，则夜与卫遇而暮发。卫气离，则病休，卫气集，则病作。缘邪束于外，则恶寒，阳郁于内，则发热。阳旺而发之速，则寒少而热多，阳虚而发之迟，则寒多而热少。阳气日盛，则其作日早，阳气日衰，则其作日晏，阳气退败，不能日与邪争，则间日乃作。

此以暑蒸汗泄，浴于寒水，寒入汗孔，舍于肠胃之外，经脏之间，秋伤于风，闭其腠理，卫气郁遏，外无泄路，内陷重阴之中，鼓动外发，则成疟病也。

温　疟

先伤于寒而后中于风，先寒后热，是谓寒疟。先中于风而后伤于寒，先热后寒，是谓温疟。以冬中风邪，泄其卫气，卫愈泄而愈闭，郁为内热。又伤于寒，束其皮毛，热无出路，内藏骨髓之中。春阳发动，内热外出，而表寒闭束，欲出不能。遇盛暑毒热，或用力烦劳，气蒸汗流，热邪与汗皆出，表里如焚。及其盛极而衰，复反故位，阴气续复，是以寒生也。

瘅　疟

其但热而不寒者，是谓瘅疟。瘅疟即温疟之重者。以其阳盛阴虚，肺火素旺，一当汗出，而感风寒，卫郁热发，伤其肺气，手足如烙，烦冤欲呕。阳亢阴枯，是以但热无寒。其热内藏于心，外舍分肉之间，令人神气伤损，肌肉消铄，疟之最剧者也。

牝　疟

其寒多而热少者，是谓牝疟。以其阴盛阳虚，卫郁不能透发，故寒多热少。盖疟病之寒，因阴邪之束闭，疟病之热，缘卫阳之郁发。其相火虚亏，郁而不发，则纯寒而无热，相火隆盛，一郁即发，则纯热而无寒。其热多者，由相火之偏胜，其寒多者，因相火之偏虚也。疟在少阳，其脉自弦，弦数者火盛则多热，弦迟者水盛则多寒，理自然耳。

柴胡瓜蒌干姜汤

柴胡三钱　黄芩三钱　甘草二钱　人参一钱　生姜三钱　大枣三枚　干姜三钱　瓜蒌三钱

煎大半杯，热服，覆衣。

呕加半夏。

治寒疟，先寒后热者。

柴胡桂枝干姜汤

柴胡三钱　甘草二钱　人参一钱　茯苓三钱　桂枝三钱　干姜三钱

煎大半杯，热服，覆衣。

治牝疟，寒多热少，或但寒不热者。

白虎桂枝柴胡汤

石膏三钱　知母三钱　甘草二钱　粳米半杯　桂枝三钱　柴胡三钱

煎大半杯，热服，覆衣。

治温疟，先热后寒，热多寒少，或但热不寒者。

减味鳖甲煎丸

鳖甲二两四钱　柴胡一两二钱　黄芩六钱　人参二钱　半夏二钱　甘草二钱　桂枝六钱　芍药一两　丹皮一两　桃仁四钱　阿胶六钱　大黄六钱　干姜六钱　葶苈二钱

为末，用清酒一坛，入灶下灰一升，煮鳖甲，消化，绞汁，去渣，入诸药，煎浓，留药末，调和为丸，如梧子大，空腹服七丸，日三服。

治久疟不愈，结为癥瘕，名曰疟母。

伤风根原

伤风者，中虚而外感也。阳衰

土湿，中脘不运，胃土常逆，肺金失降，胸中宗气，不得四达，时时郁勃于皮毛之间。遇饮食未消，中气胀满，阻格金火沉降之路。肺金郁发，蒸泄皮毛，宗气外达，是以不病。一被风寒，闭其皮毛，肺气壅遏，不能外发，故逆循鼻窍，嚏喷而出。湿气淫蒸，清涕流溢，譬之水气蒸腾，滴而为露也。水生于金，肺气上逆，无以化水，故小便不利。

《素问·风论》：劳风法在肺下，巨阳引精者三日，中年者五日，不精者七日，咳出青黄涕，其状如脓，大如弹丸，从口中若鼻中出，不出则伤肺，伤肺则死矣。盖膀胱之水，全是肺气所化，水利则膀胱之郁浊下泄，肺家之壅滞全消。湿去而变燥，故痰涕胶黏，色化青黄，出于口鼻，肺脏不伤也。少年阳衰未极，肺不终郁，则气降而化水，故引精于三日。中年者五日。末年阳衰，不能引精者七日。若其终不能引，久而郁热蒸腐，则肺伤而死矣。

太阳引精，赖乎阳明之降，中气运转，阳明右降，则肺金下达，而化水尿，积郁始通。阳明不降，肺无下行之路，太阳无引精之权也。法宜泻肺而开皮毛，理中而泻湿郁，湿消而郁散，气通而水调，无余事已。

紫苏姜苓汤

苏叶三钱　生姜三钱　甘草二钱　茯苓三钱　半夏三钱　橘皮二钱　干姜三钱　砂仁二钱

煎大半杯，热服，覆衣。

齁喘根原

齁喘者，即伤风之重者也。其阳衰土湿，中气不运，较之伤风之家倍甚。脾土常陷，胃土常逆，水谷消迟，浊阴莫降。一遇清风感袭，闭其皮毛，中脘郁满，胃气愈逆。肺脏壅塞，表里不得通达，宗气逆冲，出于喉咙。而气阻喉闭，不得透泄，于是壅闷喘急，不可名状。此齁之由来也。

轻则但作于秋冬，是缘风邪之外束，重则兼发于夏暑，乃由湿淫之内动。湿居寒热之中，水火逼蒸，则生湿气。湿气在上，则随火而化热，湿气在下，则随水而化寒。火盛则上之湿热为多，水盛则下之湿寒斯甚。此因水火之衰旺不同，故其上下之寒热亦殊。而齁喘之家，则上焦之湿热不敌下焦之湿寒，以其阳衰而阴旺，火败而水胜也。

此当温中燥土，助其推迁，降戊土于坎中，使浊阴下泄于水道，升己土于离位，使清阳上达于汗孔，中气一转而清浊易位，汗溺一行而郁闷全消，则肺气清降，喘阻不作。若服清润之剂，中脘愈败，肺气更逆，是庸工之下者也。

紫苏姜苓汤

苏叶三钱　杏仁三钱　橘皮三钱　半夏三钱　茯苓三钱　干姜三钱　甘草二钱　砂仁二钱生姜三钱

煎大半杯，热服，覆衣。

若皮毛闭束，表邪不解，则加麻黄。若言语谵妄，内热不清，则加石膏。

四圣心源·卷八

清阳升露，爰开七窍，精神魂魄之所发，声色臭味之所司也。先圣既没，千载如梦，扶阴抑阳，辞乔入谷，箝娥青之舌，杜仪之口，塞瞽旷之耳，胶离朱之目，祸流今古，痛积人神！

仆也，轻试老拳，道宗目眇，略婴利镞，夏侯睛伤，双睛莫莫，原非大眼将军，一目䀮䀮，竟作小冠子夏。渺尔游魂，不绝如线，操觚含毫，悲愤横集，作七窍解。

七　窍　解

耳目根原

耳目者，清阳之门户也。阴位于下，左升而化清阳，阳位于上，右降而化浊阴，浊阴降泄，则开窍于下，清阳升露，则开窍于上。莫浊于渣滓，故阴窍于二便而传粪溺，莫清于神气，故阳窍于五官而司见闻。清阳上达，则七窍空明，浊阴上逆，则五官晦塞，晦则不睹，塞则不闻，明则善视，空则善听。

木主五色，以血藏于肝，血华则为色也。血，阴也，而阳魂生焉，故血之内华者则为色，而魂之外光者则为视。金主五声，以气藏于肺，气发则为声也。气，阳也，而阴魄生焉，故气之外发者则为声，而魄之内涵者则为闻。

木火升清，清升则阳光外发而为两目，金水降浊，浊降则阳体内存而为双耳。盖神明而精暗，气虚而血实，外明乃见，内虚乃闻。木火阴体而阳用，魂中有魄，外明内暗，故能见不能闻，金水阳体而阴用，魄中有魂，内虚外实，故能闻不能见。目以用神，耳以体灵，用神则明，体灵则聪。木火之用，金水之体，皆阳也，体善存而用善发，是以聪明而神灵。

耳聋者善视，阳体已败，故神于用，目瞽者善听，阳用既废，故灵于体，所谓绝利一源，用师十倍也。清阳一败，体用皆亡，浊阴逆上，孔窍障塞，则熟视不睹泰山，静听不闻雷霆，耳目之官废矣。

目病根原

目病者，清阳之上衰也。金水为阴，阴降则精盈，木火为阳，阳升则神化，精浊故下暗，神清故上光。而清阳之上发，必由于脉，脉主于心而上络于目，心目者，皆宗脉之所聚也。《内经》：心者，宗脉之所聚也。又曰：目者，宗脉之所聚也。宗脉之阳，上达九天，阳气清明，则虚灵而神发，所谓心藏脉而脉舍神也。《灵枢经》语。神气发现，开双窍而为精明。《素问》：夫精明者，所以别白黑，视长短。目者，神气之所游行而出入也。窍开而光露，是以无微而不烛，一有微阴不降，则云雾暧空，神气障蔽，阳陷而光损矣。

清升浊降，全赖于土。水木随己土左升，则阴化而为清阳，火金随戊土右降，则阳化而为浊阴。阴暗而阳明，夜晦而昼光，自然之理也。后世庸工，无知妄作，补阴泻阳，避明趋暗，其轻者遂为盲瞽之子，其重者竟成夭枉之民，愚谬之恶，决海难流也！慨自师旷哲人，不能回既矐之目，子夏贤者，不能复已丧之明，况委之愚妄粗工之手，虽有如炬之光，如星之曜，安得不殒灭而亡失乎！

然千古之人，未有如师旷、子夏之明者，所谓盲于目而不盲于心也。古之明者，察于未象，视于无形。夫未象可察，则象为糟粕，无形可视，则形为赘疣。官骸者，必敝之物，神明者，不朽之灵，达人不用其官用其神，官虽止而神自行，神宇泰而天光发，不饮上池而见垣人，不燃灵犀而察渊鱼，叶蔽两目而无远弗照，云碍双睛而无幽不烛，如是则听不用耳，视不用目，可以耳视，可以目听。此之谓千古之明者，何事乞照于庸工，希光于下士也！

疼痛

眼病疼痛，悉由浊气逆冲。目居清阳之位，神气冲和，光彩发露，未有一线浊阴，若使浊阴冲逆，遏逼清气，清气升发，而浊气遏之，二气壅迫，两相击撞，是以作疼。而浊气之上逆，全缘辛金之不敛。金收而水藏之，则浊阴归于九地之下，金不能敛，斯水不能藏，故浊阴逆填于清位。金水逆升，浊阴填塞，则甲木不得下行，而冲击于头目，头目之痛者，甲木之邪也。甲木化气于相火，随辛金右转而温水脏，甲木不降，相火上炎，而刑肺金，肺金被烁，故白珠红肿而热滞也。手足少阳之脉，同起于目锐眦，而手之三阳，阳之清者，足之三阳，阳之浊者，清则上升，浊则下降。手之三阳，自手走头，其气皆升，足之三阳，自头走足，其气皆降。手三阳病则下陷，足三阳病则上逆。凡下热之证，因手少阳三焦之陷，上热之证，因足少阳胆经之逆，故眼病之热赤，独责甲木而不责于三焦也。其疼痛而赤热者，甲木逆而相火旺，其疼痛而不赤热者，甲木逆而相火虚也。

赤痛之久，浊阴蒙蔽，清阳不能透露，则云翳生而光华碍。云翳者，浊气之所郁结也，阳气未陷，续自升发，则翳退而明复，阳气一陷，翳障坚老，而精明丧矣。其疼痛者，浊气之冲突。其盲瞽者，清阳陷败而木火不升也。

木火之升，机在己土，金火之降，机在戊土。己土左旋，则和煦而化阳神，戊土右转，则凝肃而产阴精。阴精之魄，藏于肺金，精魄重浊，是以沉降，阳神之魂，藏于肝木，神魂轻清，是以浮升，本乎天者亲上，本乎地者亲下，自然之性也。

脾升胃降，则在中气。中气者，脾胃旋转之枢轴，水火升降之关键，偏湿则脾病，偏燥则胃病，偏热则火病，偏寒则水病。济其燥湿寒热之偏，而归于平，则中气治矣。

柴胡芍药丹皮汤

黄芩三钱，酒炒　柴胡三钱　白芍药三钱　甘草二钱　丹皮三钱

煎半杯，热服。

治左目赤痛者。

百合五味汤

百合三钱　五味一钱，研　半夏三钱　甘草二钱　丹皮三钱　芍药三钱

煎半杯，热服。

治右目赤痛者。

热甚，加石膏、知母。

百合五味姜附汤

百合三钱　五味一钱　芍药三钱　甘草二钱　茯苓三钱　半夏三钱　干姜三钱　附子三钱

煎大半杯，温服。

治水土寒湿，而上热赤痛者。或不赤不热，而作疼痛，是无上热，去百合、芍药，加桂枝。

茯泽石膏汤

茯苓三钱　泽泻三钱　栀子三钱　甘草二钱　半夏三钱　石膏三钱

煎大半杯，热服。

治湿热熏蒸，目珠黄赤者。

桂枝丹皮首乌汤

桂枝三钱　丹皮三钱　首乌三钱　甘草二钱　茯苓三钱　半夏三钱　干姜三钱　龙眼十个，肉

煎大半杯，热服。

治昏花不明，而无赤痛者。

桂枝菖蒲汤

柴胡三钱　桂枝三钱　丹皮三钱　生姜三钱　甘草二钱　菖蒲二钱

煎半杯，热服。

治瞳子缩小者。

乌梅山萸汤

五味一钱　乌梅三钱，肉　山萸三钱，肉　甘草二钱　首乌三钱　芍药三钱　龙骨二钱　牡蛎三钱

煎半杯，温服。

治瞳子散大者。

姜桂参苓首乌汤

人参三钱　桂枝三钱　甘草二钱　茯苓三钱　首乌三钱　干姜三钱

煎半杯，温服。

治目珠塌陷者。

芍药枣仁柴胡汤

芍药三钱　甘草三钱　首乌三钱　枣仁三钱，生，研　柴胡三钱　丹皮三钱

煎半杯，热服。

治目珠突出者。

医书自唐以后无通者，而尤不通者，则为眼科。庸妄之徒，造孽误人，毒流千古，甚可痛恨！谨为洗发原委，略立数法，以概大意，酌其脏腑燥湿寒热而用之，乃可奏效。若内伤不精，但以眼科名家，此千古必无之事也。

耳病根原

耳病者，浊阴之上填也。阳性虚而阴性实，浊阴下降，耳窍乃虚，虚则清彻而灵通，以其冲而不盈也。目者，木火之终气，耳者，金水之始基，木火外明，故神清而善发，金水内虚，故气空而善内。凡大块之噫气，生物之息吹，有窍则声入，声入则籁发，非关声音之钜细也。

窾窍空洞，翕聚而鼓荡之，故声入而响达，譬之空谷传声，万壑皆振。声不传于崇山，而独振于空谷者，以其虚也。声之入也以其虚，而响之闻也以其灵，声入于听宫，而响达于灵府，是以无微而不闻也。

浊气一升，孔窍堵塞，则声入而不通矣。人之衰者，脾陷胃逆，

清气不升，浊气不降，虚灵障蔽，重听不闻。阴日长而阳日消，窍日闭而聪日损，气化自然之数也。然窍闭于天而灵开于人，达者于是，有却年还聪之术也。

疼痛

耳病疼痛，悉由浊气壅塞。耳以冲虚之官，空灵洞彻，万籁毕收，有浊则降，微阴不存。若使浊气升填，结滞壅肿，则生疼痛。久而坚实牢硬，气阻而为热，血郁而化火，肌肉腐溃，则成痈脓。

浊气之上逆，缘于辛金之失敛，甲木之不降，甲木上冲，听宫胀塞，相火郁遏，经气壅迫，是以疼痛而热肿。凡头耳之肿痛，皆甲木之邪也。

手足少阳之脉，俱络于耳，而少阳一病，则三焦之气善陷，胆经之气善逆，耳病之痈肿，尽甲木之为害，于三焦无关也。甲木逆升，相火郁发，则为热肿。木邪冲突，则为疼痛。木气堵塞，则为重听。仲景《伤寒》：少阳中风，两耳无所闻。太阳伤寒，病人叉手自冒心，师因教试令咳，而不咳者，此必两耳无闻也。以重发汗，虚故如此。

耳聋者，手少阳之阳虚，而足少阳之阳败，耳痈者，手少阳之火焰，而足少阳之火逆也。欲升三焦，必升己土，欲降甲木，必降戊土，中气不运，不能使浊降而清升也。

柴胡芍药茯苓汤

芍药三钱　柴胡二钱　茯苓三钱　半夏三钱　甘草二钱　桔梗三钱

煎半杯，热服。

治耳内热肿疼痛者。

热甚，加黄芩。脓成，加丹皮、桃仁。

苓泽芍药汤

茯苓三钱　泽泻三钱　半夏三钱　杏仁三钱　柴胡三钱　芍药三钱

煎半杯，热服。

治耳流黄水者。

参茯五味芍药汤

茯苓三钱　半夏三钱　甘草二钱　人参三钱　橘皮三钱　五味一钱　芍药三钱

煎半杯，温服。

治耳渐重听者。

鼻口根原

鼻口者，手足太阴之窍也。脾窍于口而司五味，肺窍于鼻而司五臭。人身之气，阳降而化浊阴，阴升而化清阳，清则冲虚，浊则滞塞，冲虚则生其清和，滞塞则郁为烦热。

上窍冲虚而不滞塞，清和而不烦热者，清气升而浊气降也，浊降而清升，故口知五味而鼻知五臭。

而口鼻之司臭味，非第脾肺之能也，其权实由于心。以心窍于舌，心主臭而口主味，鼻之知五臭者，心也，口之知五味者，舌也。心为君火，胆与三焦为相火，三焦升则为清阳，胆木降则为浊阴，三焦陷而胆木逆，清气降而浊气升，则鼻口滞塞，而生烦热，臭味不知矣。

而清气之升，由鼻而上达，浊气之降，自口而下行。盖鼻窍于喉，口通于咽，鼻者清气之所终，口者浊气之所始也。喉通于脏，咽通于腑，喉者地气之既升，咽者天气之初降也。浊气不降而清气下陷，则病见于口，清气不升而浊气上逆，则病见于鼻，故鼻病者，升其清而并降其浊，口病者，降其浊而兼升其清。

升清之权，在于太阴，太阴陷则乙木不能升其清，降浊之机，在于阳明，阳明逆则辛金不能降其浊。得升降之宜，则口鼻之窍和畅而清通矣。

鼻病根原

鼻病者，手太阴之不清也。肺窍于鼻，司卫气而主降敛。宗气在胸，卫阳之本，贯心肺而行呼吸，出入鼻窍者也。肺降则宗气清肃而鼻通，肺逆则宗气壅阻而鼻塞。涕者，肺气之熏蒸也。肺中清气，氤氲如雾，雾气飘洒，化为雨露，而输膀胱，则痰涕不生，肺金不清，雾气瘀浊，不能化水，则凝郁于胸膈而痰生，熏蒸于鼻窍而涕化，痰涕之作，皆由于辛金之不降也。

肺金生水而主皮毛，肺气内降，则通达于膀胱，肺气外行，则熏泽于皮毛。外感风寒而皮毛闭秘，脏腑郁遏，内不能降，外不能泄。蓄积莫容，则逆行于鼻窍，鼻窍窄狭，行之不及，故冲激而为嚏喷。肺气熏腾，淫蒸鼻窍，是以清涕流溢，涓涓而下也。

肺气初逆，则涕清，迟而肺气堙郁，清化为浊，则滞塞而胶黏，迟而浊郁陈腐，白化为黄，则臭败而秽恶，久而不愈，色味如脓，谓之鼻痈，皆肺气逆行之所致也。其中气不运，肺金壅满，即不感风寒，而浊涕时下，是谓鼻渊，鼻渊者，浊涕下不止也。《素问》语。肺气之郁，总由土湿而胃逆，胃逆则浊气填塞，肺无降路故也。

桔梗元参汤

桔梗三钱　元参三钱　杏仁三钱

橘皮三钱　半夏三钱　茯苓三钱　甘草二钱　生姜三钱

煎半杯，热服。

治肺气郁升，鼻塞涕多者。

五味石膏汤

五味一钱　石膏三钱　杏仁三钱　半夏三钱　元参三钱　茯苓三钱　桔梗三钱　生姜三钱

煎半杯，热服。

治肺热鼻塞，浊涕黏黄者。

胃寒，加干姜。

黄芩贝母汤

黄芩三钱　柴胡三钱　芍药三钱　元参三钱　桔梗三钱　杏仁三钱　五味一钱　贝母三去，去心

煎半杯，热服。

治鼻孔发热生疮者。

苓泽姜苏汤

茯苓三钱　泽泻三钱　生姜三钱　杏仁三钱　甘草二钱　橘皮三钱　紫苏叶三钱

煎半杯，热服。

治鼻塞声重，语言不清者。

口病根原

口病者，足阳明之不降也。脾主肌肉而窍于口，口唇者，肌肉之本也。《素问》语。脾胃同气，脾主升清而胃主降浊，清升浊降，则唇口不病，病者，太阴己土之陷而阳明戊土之逆也。阳明逆则甲木不降而相火上炎，于是唇口疼痛而热肿，诸病生焉。

脾胃不病，则口中清和而无味，木郁则酸，火郁则苦，金郁则辛，水郁则咸，自郁则甘。口生五味者，五脏之郁，而不得土气，则味不自生，以五味司于脾土也。心主五臭，入肾为腐，心为火而肾为水，土者水火之中气，水泛于土则湿生，火郁于土则热作，湿热熏蒸，则口气腐秽而臭恶。

太阴以湿土主令，阳明从燥金化气，脾病则陷，胃病则逆。口唇之病，燥热者多，湿寒者少，责在阳明，不在太阴。然阳明上逆，而生燥热，半因太阴下陷，而病湿寒，清润上焦之燥热，而不助下焦之湿寒，则得之矣。

甘草黄芩汤

甘草二钱　黄芩二钱　茯苓三钱　半夏三钱　石膏三钱

煎半杯，热服。

治湿热熏蒸，口气秽恶者。

贝母元参汤

贝母三钱　元参三钱　甘草二钱　黄芩二钱

煎半杯，热漱，徐咽。

热甚，加黄连、石膏。

治口疮热肿。

桂枝姜苓汤

芍药四钱　桂枝二钱　干姜三钱　茯苓三钱　甘草二钱　元参三钱

煎大半杯，温服。

治脾胃湿寒，胆火上炎，而生口疮者。

舌病

心窍于舌，舌者，心之官也。心属火而火性升，其下降者，胃土右转，金敛而水藏之也，胃逆而肺金失敛，则火遂其炎上之性，而病见于舌，疼痛热肿，于是作焉。

火之为性，降则通畅，升则堙郁，郁则苔生，舌苔者，心液之瘀结也。郁于土，则苔黄，郁于金，则苔白，火盛而金燥，则舌苔白涩，火衰而金寒，则舌苔白滑，火衰而土湿，则舌苔黄滑，火盛而土燥，则舌苔黄涩。五行之理，旺则侮其所不胜，衰则见侮于所胜，水者火之敌，水胜而火负，则苔黑而滑，水负而火胜，则苔黑而涩，凡光滑滋润者，皆火衰而寒凝，凡芒刺焦裂者，皆火盛而燥结也。

心主言，而言语之机关，则在于舌，舌之屈伸上下者，筋脉之柔和也。筋司于肝，肝气郁则筋脉短缩，而舌卷不能言。《灵枢·经脉》：足厥阴气绝则筋绝。筋者，聚于阴器而脉络于舌本，脉弗荣则筋急，筋急则引舌与卵，故唇青舌卷卵缩。足太阴气绝则脉不荣其唇舌，脉不荣则舌萎人中满。《素问·热论》：少阴脉贯肾，络于肺，系舌本，故口燥舌干而渴。足三阴之脉皆络于舌，凡舌病之疼痛热肿，则责君火之升炎，若其滑涩燥湿，挛缩弛长诸变，当于各经求之也。

苓连芍药汤

黄芩三钱　黄连一钱　甘草二钱　贝母二钱，去心　丹皮三钱　芍药三钱

煎半杯，热服。

治舌疮疼痛热肿。

桂枝地黄汤

桂枝三钱　芍药三钱　生地三钱　阿胶三钱　当归三钱　甘草二钱

煎大半杯，温服。

治肝燥舌卷者。

若中风舌强语拙，或杂证舌萎言迟，皆脾肾湿寒，不宜清凉滋润，勿服此方。

牙痛

牙痛者，足阳明之病也。手阳明之经，起于手之次指，上颈贯颊而入下齿，足阳明之经，起于鼻之交頞，下循鼻外而入上齿。手之三阳，阳之清者，足之三阳，阳之浊者，浊则下降，清则上升，手阳明升，足阳明降，浊气不至上壅，是以不痛。

手阳明以燥金主令，足阳明以戊土而化气于燥金，戊土之降，以其燥也，太阴盛而阳明虚，则戊土化湿，逆而不降，并阻少阳甲木之经，不得下行。牙床者，胃土所司，胃土不降，浊气壅迫，甲木逆冲，攻突牙床，是以肿痛。甲木化气于相火，相火失根，逆行而上炎，是以热生。独者，木郁而为蠹也，甲木郁于湿土之中，腐败蠹朽，故虫生而齿坏。

牙齿为骨之余气，足少阴肾水之所生也。水盛于下而根于上，牙者，水之方芽于火位而未盛者也。五行之理，水能胜火而火不胜水，水火一病，则水胜而火负，事之常也，而齿牙之位，以癸水之始基，微阴初凝，根荄未壮，一遭相火逆升，熏蒸炎烈，挟焦石流金之力而胜杯水，势自易易。以少水而烁于壮火，未可以胜负寻常之理相提而并论也。

黄芩石膏汤

黄芩三钱　石膏三钱　甘草二钱，生　半夏三钱　升麻二钱　芍药三钱

煎半杯，热服，徐咽。

治牙疼龈肿。

柴胡桃仁汤

柴胡三钱　桃仁三钱　石膏三钱　骨碎补三钱

煎半杯，热服，徐咽。

治虫牙。

咽喉

咽喉者，阴阳升降之路也。《灵枢·经脉》：胃足阳明之脉，循喉咙而入缺盆。脾足太阴之脉，挟咽而连舌本。心手少阴之脉，挟咽而系目系。小肠手太阳之脉，循咽而下胸膈。肾足少阴之脉，循喉咙而挟舌本。肝足厥阴之脉，循喉咙而入颃颡。五脏六腑之经，不尽循于咽喉，而咽为六腑之通衢，喉为五脏之总门，脉有歧出，而呼吸升降之气，则别无他经也。

六腑阳也，而阳中有阴则气降，

故浊阴由咽而下达，五脏阴也，而阴中有阳则气升，故清阳自喉而上腾。盖六腑者，传化物而不藏，不藏则下行，是天气之降也，五脏者，藏精气而不泄，不泄则上行，是地气之升也。地气不升则喉病，喉病者，气塞而食通，天气不降则咽病，咽病者，气通而食塞。先食阻而后气梗者，是脏完而腑伤之也，先气梗而后食阻者，是腑完而脏伤之也。

而总之咽通六腑而胃为之主，喉通五脏而肺为之宗。阳衰土湿，肺胃不降，浊气堙郁，则病痹塞，相火升炎，则病肿痛。下窍为阴，上窍为阳，阴之气浊，阳之气清，清气凉而浊气热，故清气下陷，则凉泄于魄门，浊气上逆，则热结于喉咙也。

甘草桔梗射干汤

甘草二钱，生　桔梗三钱　半夏三钱　射干三钱

煎半杯，热漱，徐服。

治咽喉肿痛生疮者。

贝母升麻鳖甲汤

贝母三钱　升麻二钱　丹皮三钱　元参三钱　鳖甲三钱

煎半杯，热漱，徐服。

治喉疮脓成者。

声　音

声音者，手太阴之所司也。肺藏气，而气之激宕则为声，故肺病则声为之不调，气病则声为之不畅。而气之所以病者，由于己土之湿。手阳明主令于燥金，手太阴化气于湿土，阳明旺则金燥而响振，太阴盛则土湿而声喑，譬之琴瑟箫鼓，遇晴明而清越，值阴晦而沉浊，燥湿之不同也。燥为阳而湿为阴，阳旺则气聚而不泄，气通而不塞，聚则响而通则鸣，唇缺齿落而言语不清者，气之泄也，涕流鼻渊而声音不亮者，气之塞也。

然声出于气而气使于神。《灵枢·忧恚无言》：喉咙者，气之所以上下者也。会厌者，声音之户也。口唇者，声音之扇也。舌者，声音之机也。悬雍者，声音之关也。颃颡者，分气之所泄也。横骨者，神气所使，主发舌者也。盖门户之开阖，机关之启闭，气为之也，而所以司其迟疾，时其高下，开阖适宜，而启闭中节者，神之所使也，是故久嗽而音哑者，病在声气，中风而不言者，病在神明。声气病则能言而不能响，神明病则能响而不能言。

声气出于肺，神明藏于心，四十九难：肺主五声，入心为言，缘声由气动，而言以神发也。

闻之妇人在军，金鼓不振。李少卿军有女子，击鼓起士而鼓不鸣，然则调声音者，益清阳而驱浊阴，一定之理也。

茯苓橘皮杏仁汤

茯苓三钱　半夏三钱　杏仁三钱　百合三钱　橘皮三钱　生姜三钱

煎半杯，热服。

治湿旺气郁，声音不亮者。

百合桔梗鸡子汤

百合三钱　桔梗三钱　五味一钱　鸡子白一枚

煎半杯，去滓，入鸡子清，热服。

治失声喑哑者。

须　发

须发者，手足六阳之所荣也。《灵枢·阴阳二十五人》：手三阳之上者，皆行于头，阳明之经，其荣髭也，少阳之经，其荣眉也，太阳之经，其荣须也。足三阳之上者，亦行于头，阳明之经，其荣髯也，少阳之经，其荣须也，太阳之经，其荣眉也。凡此六经，血气盛则美而长，血气衰则恶而短。

夫须发者，营血之所滋生，而实卫气之所发育也。血根于上而盛于下，气根于下而盛于上，须发上盛而下衰者，手足六阳之经气盛于上故也。《灵枢·决气》：上焦开发，宣五谷味，熏肤，充身，泽毛，若雾露之溉，是谓气。冬时阳气内潜，而爪发枯脆，夏日阳气外浮，而爪须和泽，缘须发之生，血以濡之，所以滋其根荄，气以煦之，所以荣其枝叶也。

宦者伤其宗筋，血泄而不滋，则气脱而不荣，是以无须，与妇人正同。

然则须落发焦者，血衰而实气败，当于营卫二者双培，其本枝则得之矣。

桂枝柏叶汤

首乌三钱　桂枝三钱　丹皮三钱　生地三钱　柏叶三钱　生姜三钱　人参三钱　阿胶三钱

煎大半杯，温服。

治须落发焦，枯燥不荣。

黄涩早白，加桑椹、黑豆。阳衰土湿者，加干姜、茯苓。肺气不充，重用黄芪，肺主皮毛故也。

四圣心源·卷九

疮疡之病，因寒邪伤营，血涩气阻，积郁成热，肉腐为脓。阳盛则红肿而外发，阴盛则黑塌而内陷。其轻则疥癣之疾，其重则腹内之病。

《灵枢》义晰而无方，《金匮》法略而未备，后世外科之家，仰钻莫入，茫若其言，玉版尘封，金匮云埋。知若亚父，遭此难而身倾，贤如伯牛，遘斯疾而命陨，贤智不解其义，而况余子乎。

往年目病，悔为庸妄所误，寒泄脾阳，耳后壅肿，清脓如注，又几误于外科之手。游息浮扬，一缕未断，念之至今病悸，作疮疡解。

疮　疡　解

痈疽根原

痈疽者，寒伤营血之病也。血之为性，温则流行，寒则凝涩，寒伤营血，凝涩不运，卫气郁阻，蓄而为热，热盛则肉腐为脓。脓瘀不泄，烂筋而伤骨，骨髓消烁，经脉败漏，熏于五脏，脏伤则死矣。

痈病浅而疽病深，浅则轻而深则重。痈者，营卫之壅于外也，疽者，气血之阻于内也。营卫之壅遏，有盛有不盛，故肿有大小。穴腧开而风寒入，寒郁为热，随孔窍而外发，故其形圆。疽之外候，皮夭而坚，痈之外候，皮薄而泽，阴阳浅深之分也。

《灵枢·痈疽》：寒邪客于经脉之中则血涩，血涩则不通，不通则卫气归之，不得复反，故壅肿。寒气化为热，热盛则腐肉，肉腐则为脓。痈成为热，而根原于外寒，故痈疽初起，当温经而散寒，行营而宣卫。及其寒化为热，壅肿痛楚，于此营卫遏闭之秋，仍宜清散于经络。至于脓血溃泆，经热外泄，营卫俱败，自非崇补气血，不能复也。如其经络阴凝，肿热外盛，气血虚寒，脓汁清稀，则更当温散而暖补之，不可缓也。若夫疮疖疥癣之类，其受伤原浅，但当发表而泻卫，无事他方也。

桂枝丹皮紫苏汤

桂枝三钱　芍药三钱　甘草二钱　丹皮三钱　苏叶三钱　生姜三钱

煎大半杯，热服，覆取微汗。

治痈疽初起。

《金匮》：诸脉浮数，应当发热，而反洒淅恶寒，若有痛处，当发疮痈。痈疽因外感寒邪，伤其营血，营伤而裹束卫气，卫气郁阻，不得外达，故见恶寒。卫郁热发，肉腐脓化，则成痈疽。

初起经络郁遏，必当发表，表解汗出，卫郁透泄，经络通畅，则肿痛消除，不作脓也。若不得汗，宜重用青萍发之。表热太盛，用地黄、天冬，凉泻经络之郁。卫气太虚，用黄芪益其经气。

丹皮黄芪汤

桂枝三钱　桃仁三钱　甘草二钱　桔梗三钱　丹皮三钱　生姜三钱　元参三钱　黄芪三钱，生

煎大半杯，热服。

治皮肉壅肿，痈疽已成者。

热盛，重用黄芪、天冬、地黄。

排脓汤

甘草二钱，炙　桔梗三钱　生姜三钱　大枣三枚

煎大半杯，温服。

治脓成热剧，皮肉松软者。

桂枝人参黄芪汤

人参三钱　黄芪三钱，炙　桂枝三钱　甘草二钱，炙　当归三钱　芍药三钱　茯苓三钱　丹皮三钱

煎大半杯，温服。

治脓泄热退，营卫双虚者。

黄芪人参牡蛎汤

黄芪三钱　人参三钱　甘草二钱　五味一钱　生姜三钱　茯苓三钱　牡蛎三钱

煎大半杯，温服。

治脓泄后溃烂，不能收口者。洗净败血腐肉，用龙骨、象皮细末少许收之，贴仙灵膏。

仙灵膏

地黄八两　当归二两　甘草二两　黄芪二两　丹皮一两　桂枝一两

麻油一斤、黄丹八两，熬膏，入黄蜡、白蜡、乳香、没药各一两，罐收。脓后溃烂，久不收口，洗净贴。一日一换，计日平复。

大黄牡丹汤

大黄三钱　芒硝三钱　冬瓜子二钱　桃仁三钱　丹皮三钱

煎大半杯，热服。

治疽近肠胃，内热郁蒸者。

参芪苓桂干姜汤

人参三钱　黄芪三钱　甘草二钱　茯苓三钱　桂枝三钱　干姜三钱　丹皮二钱

煎大半杯，温服。

治阴盛内寒，及脓清热微者。

甚加附子。

仙掌丹

斑蝥八钱，去头翅，糯米炒黄用，去米。川产者良，余处不可用　前胡四分，炒　乳香一钱，去油　没药一钱，去油　血竭一钱　元参四分　冰片五分　麝香五分

研细，瓶收。

凡阳证痈疽初起，针破疮顶，点药如芥粒，外用膏药贴之。顷刻流滴黄水，半日即消，重者一日一换，一两日愈，神效！脓成无用，阴证不治。

瘰疬根原

瘰疬者，足少阳之病也。足少阳以甲木而化气于相火，其经自头走足，行身之旁，起目之外眦，上循耳后，从颈侧而入缺盆，下胸腋而行胁肋，降于肾脏，以温癸水。相火降蛰，故癸水不至下寒，而甲木不至上热。而甲木之降，由于辛金之敛，辛金之敛，缘于戊土之右转也，戊土不降，少阳逆行，经气壅遏，相火上炎，瘀热抟结，则瘰疬生焉。

肝胆主筋，筋脉卷屈而壅肿，故磊落历碌，顽硬而坚实也。《灵枢·经脉》：胆足少阳之经，是动则病口苦，心胁痛，缺盆中肿痛，腋下肿，马刀挟瘿。马刀挟瘿者，足少阳之脉，循缺盆，挟胸膈，而走胁肋，其经弯如马刀，而瘿瘤挟生也。《金匮》：痹挟背行，若肠鸣，马刀挟瘿者，皆为劳得之。此以劳伤中气，戊土逆升，少阳经脉降路壅阻，相火郁蒸，故令病此。

病在筋而不在肉，故坚而不溃，溃而不敛，较之诸疮，最难平复。而相火升炎，上热日增，脾肾阳亏，下寒日剧。久而阳败土崩，遂伤性命。非伤于血肉之溃，乃死于中气之败也。法当培中气以降阳明，肺胃右行，相火下潜，甲木荣畅而归根，则疮自平矣。

柴胡芍药半夏汤

柴胡三钱　芍药三钱　元参三钱　甘草二钱　半夏三钱　丹皮三钱　牡蛎三钱　鳖甲三钱

煎大半杯，热服。

上热甚者，加黄芩、地黄。血虚木燥，加首乌。肿痛，加贝母。脓成，加桔梗。

癞风根原

癞风者，风伤卫气而营郁未尽泄也。卫性收敛，营性发扬，风伤卫气，开其皮毛，风愈泄则卫愈闭，其性然也。卫闭则营血不得外发，于是郁蒸而生里热。六日经尽，营热郁发，卫不能闭，则肿透皮毛，而见红斑。斑发热除，则病愈矣。若卫闭不开，斑点莫出，营热内遏，脏腑蒸焚，则成死证。

风以木气而善疏泄，其卫气之闭者，风泄之也，其卫气之闭而终开者，亦风泄之也。初时感冒，经热未盛，则气闭而不能泄，经尽之后，营热蒸发，则风泄而气不能闭，是以疹见。风有强弱之不同，气有盛衰之非一，风强而气不能闭，则斑点尽出，气盛而风不能泄，则斑点全无。

若风气相抟，势力均平，风强而外泄，气盛而内闭。风强则内气不能尽闭，气盛肺司卫气而主皮毛，卫气清和，熏肤，充身，泽毛，若雾露之溉焉，则皮毛荣华。卫气郁闭，髮肤失其熏泽，故肤肿而毛落。肺窍于鼻，宗气之所出入。宗气者，卫气之本，大气之抟而不行，积于胸中，以贯心肺，而行呼吸者也。卫气闭塞，则宗气蒸瘀，失其清肃，故鼻柱坏也。

大凡温疫中风，发表透彻，红斑散布，毫髮无郁，必无此病。

法宜泻卫郁而清营热，决腐败而生新血，经络清畅，痂癞自平矣。

紫苏丹皮地黄汤

苏叶三钱　生姜三钱　甘草二钱
丹皮三钱　芍药三钱　地黄三钱

煎大半杯，热服。覆衣，取汗。

若不得汗，重用青萍发之，外以青萍热汤熏洗，以开汗孔。汗后用破郁行血之药，通其经络，退热消蒸之剂，清其营卫，腐去新生，自能平愈。

但凉营泻热之品，久服则脾败，当酌加姜、桂行经之药，不至内泄脾阳，则善矣。

痔漏根原

痔漏者，手太阳之病也。手之三阳，自手走头，足之三阳，自头走足。手三阳之走头者，清阳之上升也，足三阳之走足者，浊阴之下降也。足三阳病则上逆而不降，手三阳病则下陷而不升。

《素问·气厥论》：小肠移热于

大肠，为癥瘕，为沉痔。五行之理，升极必降，降极必升，升则阴化为阳，降则阳化为阴。水本润下，足少阴以癸水而化君火者，降极则升也，火本炎上，手太阳以丙火而化寒水者，升极则降也。手太阳病则丙火下陷，不上升而化寒水，是以小肠有热。五脏六腑，病则传其所胜，以丙火而化庚金，是以移热于大肠。魄门处大肠之末，丙火传金，陷于至下之地，是以痔生于肛也。

然病在于二肠，而究其根原，实因于脾。《素问·生气通天论》：因而饱食，筋脉横解，肠澼为痔。以过饱伤脾，脾气困败，不能消磨，水谷莫化，下趋二肠，而为泄利，泄则脾与二肠俱陷，丙火陷于肛门，此痔病所由生也。

气统于肺，而肺气之降者，胃土之右转也，血藏于肝，而肝血之升者，脾土之左旋也。凡经络脏腑之气，皆受于肺，凡经络脏腑之血，皆受于肝，戊土一降，而诸气皆降，己土一升，则诸血皆升。脾土湿陷，则肝木下郁，而血不上行，故脱失于大便，凝则为虙瘕，流则为沉痔。沉虙者，皆肝血之下陷，无二理也。

《灵枢·邪气脏腑病形》：肾脉微涩，为不月，沉痔，血流于后，则为沉痔，血凝于前，则为不月，不月即虙瘕也。《金匮》：小肠有寒者，其人下重便血，有热者，必痔，痔与下重便血，皆丙火之下陷。火衰而陷者，则下重便血而不痔，火未衰而陷者，则下重便血而痔生。要之，痔家热在魄门，而脾与小肠，无不寒湿。缘丙火不虚则不陷，陷则下热而中寒。丙火上升而化寒水者，常也，下陷而不化寒水，是以生热。陷而不升，故热在魄门而不在肠胃也。

此病一成，凡遇中气寒郁，则火陷而痔发。无论其平日，即其痔发肛热之时，皆其寒湿内作之会，而医工不知也。

经血陷流，习为熟路，岁久年深，时常滴漏，则为漏病，譬如器漏而水泄也。

茯苓石脂汤

茯苓三钱　丹皮三钱　桂枝三钱
芍药四钱　甘草二钱　干姜二钱，炒
赤石脂三钱　升麻一钱

煎大半杯，温服。

治痔漏肿痛下血者。

肛热，加黄连。木燥，加阿胶。

四圣心源·卷十

妇人之证，率与男子无殊，惟其经脉胎产三十六病，则与丈夫不同。其源流通塞，实资于调燮，花萼长消，端赖于栽培。

降自后世，此义遂乖，伤旸谷之忽寒，叹温泉之遽冱，泛桃花之巨浪，决瓠子之洪波，乃使春华易萎，秋实难成，胎伤卵破，女德无终，玉折兰摧，妇怨何极！仆本恨人，痛心在目，作妇人解。

妇　人　解

经脉根原

经脉者，风木之所化生也。人与天地相参也，与日月相应也。《灵枢经》语。男子应日，女子应月，月满则海水西盛，鱼脑充，蚌蛤实，经脉溢，月晦则海水东盛，鱼脑减，蚌蛤虚，经脉衰。月有圆缺，阴有长消，经脉调畅，盈缩按时，月满而来，月亏而止者，事之常也。

金主收敛，木主疏泄，金敛而木不能泄，则过期不来，木疏而金不能敛，则先期而至，收敛之极，乃断绝而不行，疏泄之甚，故崩漏而不止。木郁或中变为热，水郁则始终皆寒。其重者，亡身而殒命，其轻者，绝产而不生，非细故也。

其凝而不解者，水寒而木郁也。肾肝阴旺，经脉凝冱，既堙郁而腐败，乃成块而紫黑，调经养血之法，首以崇阳为主也。

盖经水之原，化于己土，脾阳左旋，温升而生营血，所谓中焦受气取汁，变化而赤，是谓血也。《灵枢经》语。血藏于肝而总统于冲任，阴中阳盛，生意沛然，一承雨露，煦濡长养，是以成孕而怀子。譬之于土，阳气冬藏，水泉温暖，春木发扬，冻解冰消，暖气升腾，故万物生焉。使冬无地下之暖，虽有阳和司令，亦成寒谷不生矣。

后世庸工，全昧此理，滋阴凉

血，伐泻生阳，变膏腴之壤，作不毛之地，摧后凋之木，为朝华之草，目击此风，良深永叹！仲景垂温经一法，吹邹子之暖律，飘虞地之熏风，古训昭然，来者当熟复而详味也。

闭结

经脉闭结，缘于肝木之郁。血者，木中之津液也，木性喜达，木气条达，故经脉流行，不至结涩，木气郁陷，生发不遂，则经血凝滞，闭结生焉。

乙木既陷，甲木必逆，乙木遏陷，温气不扬，则生下热，甲木冲逆，相火不归，则生上热。经脉燔蒸，而升降阻格，内无去路，则蒸发皮毛，泄而为汗。汗出热退，皮毛既阖，而经热又作。热日作而血日耗，汗日泄而阳日败，久而困惫尪羸，眠食废损。人知其经热之盛，而不知其脾阳之虚，误以凉营泻热之药投之，脾阳颓败，速之死矣。其肝胆固属燥热，其脾肾则是湿寒，治当分别而调剂之，未可专用清凉也。

盖木生于水而长于土，乙木之温，即脾阳之左升也。水寒土湿，木气不达，抑郁盘塞，则经脉不通，以其生气失政而疏泄不行也，未有脾阳健运，木陷而血瘀者。其肝木之陷，咎在于脾，其胆木之逆，咎在于胃，己土不升，则戊土不降，中气莫运，故四维不转，非第肝胆之过也。若见其闭结，辄用开通，中气已亏，再遭攻下，强者幸生，弱者立毙，十全二三，甚非良法也。

桂枝丹皮桃仁汤

桂枝三钱　芍药三钱　丹皮三钱　桃仁三钱　甘草二钱　茯苓三钱　丹参三钱

煎大半杯，温服。

上热，加黄芩。中寒，加干姜。中气不足，加人参。血块坚硬，加鳖甲、䗪虫。脾郁，加砂仁。

崩漏

经脉崩漏，因于肝木之陷。肝木主生，生意畅遂，木气条达，则经血温升，不至下泄，生意郁陷，木气不达，经血陷流，则病崩漏。

木气疏泄，血藏肝木而不致疏泄者，气举之也。气性降而血性升，气降于下，又随肝木而左升，血升于上，又随肺金而右降。血之在上者，有气以降之，血之在下者，有气以升之，是以藏而不泄也。肝木郁陷，升发不遂，气愈郁而愈欲泄，木欲泄而金敛之，故梗涩而不利，金欲敛而木泄之，故淋漓而不收，金能敛而木不能泄，则凝瘀而结塞，木能泄而金不能敛，则滂沛而横行。

其原全由于土败，土者，血海之堤防也，堤防坚固，则澜安而波平，堤防溃败，故泛滥而倾注，崩者，堤崩而河决，漏者，堤漏而水渗也。缘乙木生长于水土，水旺土湿，脾阳陷败，不能发达木气，升举经血，于是肝气下郁，而病崩漏也。后世庸医崩漏之法，荒唐悖谬，何足数也。

桂枝姜苓汤

甘草二钱　茯苓三钱　桂枝三钱　芍药三钱　干姜三钱　丹皮三钱　首乌三钱

煎大半杯，温服。

治经漏。

桂枝姜苓牡蛎汤

甘草二钱　茯苓三钱　桂枝三钱　芍药三钱　干姜三钱　丹皮三钱　首乌三钱　牡蛎三钱

煎大半杯，温服。

治血崩。

气虚，加人参。

先期后期

先期者，木气之疏泄，崩漏之机也，后期者，木气之遏郁，闭结之机也。其原总由于脾湿而肝陷，木气郁陷，不得发扬，则经血凝瘀，莫能通畅，无论先期后期，血必结涩而不利。

其通多而塞少者，木气泄之，故先期而至。以经血上行，则血室不见其有余，必月满阴盈而后来，血陷则未及一月而血室已盈，是以来早。其塞多而通少者，木不能泄，则后期而至。以木气郁遏，疏泄不行，期过一月而积蓄既多，血室莫容，然后续下，是以来迟也。

桂枝姜苓汤

丹皮三钱　甘草二钱　茯苓三钱　首乌三钱　干姜三钱　桂枝三钱　芍药三钱

煎大半杯，温服。

治经水先期。

姜苓阿胶汤

丹皮三钱　甘草二钱　桂枝三钱　茯苓三钱　干姜三钱　丹参三钱　首乌三钱　阿胶三钱

煎大半杯，温服。

治经水后期。

结瘀紫黑

经水结瘀紫黑，血室寒冱而凝涩也。血之为性，温则行，寒则滞，滞久则堙郁而腐败，是以成块而不鲜。此以土湿水寒，木气郁塞之故。庸工谓之血热，据其木郁生热，而昧其水土之湿寒，祸世非小也。

苓桂丹参汤

丹皮三钱　甘草二钱　干姜三钱　茯苓三钱　桂枝三钱　丹参三钱

煎大半杯，温服。

经行腹痛

经行腹痛，肝气郁塞而刑脾也。缘其水土湿寒，乙木抑遏，血脉凝涩不畅，月满血盈，经水不利，木气壅迫，疏泄莫遂，郁勃冲突，克伤脾脏，是以腹痛。

中气不运，胃气上逆，则见恶心呕吐之证。血下以后，经脉疏通，木气松和，是以痛止。此多绝产不生。温燥水土，通经达木，经调痛去，然后怀子。

其痛在经后者，血虚肝燥，风木克土也。以经后血虚，肝木失荣，枯燥生风，贼伤土气，是以痛作也。

苓桂丹参汤

丹皮三钱　甘草二钱　丹参三钱　干姜三钱　桂枝三钱　茯苓三钱

煎大半杯，温服。

治经前腹痛。

归地芍药汤

当归三钱　地黄三钱　甘草二钱　桂枝三钱　茯苓三钱　首乌三钱　芍药三钱

煎大半杯，温服。

治经后腹痛。

热入血室

经水适来之时，外感中风，发热恶寒，七八日后，六经既遍，表解脉迟，热退身凉，而胸胁痞满，状如结胸，语言谵妄，神识不清，此谓热入血室也。以少阳之经，下胸贯膈，而循胁里，少阳厥阴，表里同气，血藏于厥阴，热入血室，同气相感，自厥阴而传少阳，甲木逆升，经气不降，横塞胸胁，故状如结胸。君相感应，相火升炎，而烁心液，故作谵语。肝主血，心主脉，血行脉中，血热则心病也。

盖经下之时，血室新虚，风伤卫气，卫气闭敛，营郁热发，热自经络，而入血室，势所自然。宜清厥阴少阳之经，泻热而凉血也。

柴胡地黄汤

柴胡三钱　黄芩三钱　甘草二钱　芍药三钱　丹皮三钱　地黄三钱

煎大半杯，温服。

表未解者，加苏叶、生姜。

杂病根原

妇人之病，多在肝脾两经，土湿木郁，生气不达，奇邪淫泆，百病丛生。而阳虚积冷者多，阴虚结热者少，以其燥热在肝胆，湿寒在脾肾，土湿木郁而生表热者十之八九，土燥水亏而生里热者百无一二也。

带　下

带下者，阴精之不藏也。相火下衰，肾水澌寒，经血凝瘀，结于少腹，阻格阴精上济之路，肾水失藏，肝木疏泄，故精液淫泆，流而为带。

带者，任脉之阴旺，带脉之不引也。五脏之阴精，皆统于任脉，任中阳秘，带脉横束，环腰如带，为之收引，故精敛而不泄，任脉寒冱，带脉不引，精华流溢，是谓带下。水下泄则火上炎，故多有夜热毛蒸，掌烦口燥之证。

而下寒上热之原，则过不在于心肾，而在于脾胃之湿。盖气根于肾，坎之阳也，升于木火，而藏于肺，血根于心，离之阴也，降于金水，而藏于肝。金性收敛而木性生发，金随胃降，收敛之政行，离阴下潜，而化浊阴，是以气凉而水暖，木从脾升，生发之令畅，坎阳上达，而化清阳，是以血温而火清，阳不郁则热不生，阴不郁则寒不作也。土湿则脾胃不运，阴阳莫交，阳上郁而热生于气，阴下郁而寒生于血，血寒，故凝涩而瘀结也。

仲景温经一汤，温中去湿，清金荣木，活血行瘀，诚为圣法。至于瘀血坚凝，则用土瓜根散，精液滑泄，则用矾石丸，法更密矣。

温经汤

人参三钱　甘草二钱　干姜三钱　桂枝三钱　茯苓三钱　丹皮三钱　当归三钱　阿胶三钱　麦冬三钱　芍药三钱　川芎二钱　茱萸二钱　半夏三钱

煎一杯，温服。

治妇人带下，及少腹寒冷，久不受胎，或崩漏下血，或经来过多，或至期不来。

阴精流泻，加牡蛎。瘀血坚硬，加桃仁、鳖甲。

骨　蒸

骨蒸者，肝木之不达也。肝木生于肾水，阳根在水，春气一交，随脾土左升，则化肝木。木气升发，和煦温畅，及臻夏令，水中之阳，尽达于九天，则木化而为火。木火生长，是以骨髓清凉，下热不生。水寒土湿，肝木不升，温气下郁，陷于肾水，则骨蒸夜热，于是病焉，以肾主骨也。

肝木郁陷，而生下热，则胆木冲逆，而生上热。肝木下陷，必克脾土，胆木上逆，必克胃土，脾胃俱病，上不能容而下不能化，饮食减损，肌肉消瘦，淹滞缠绵，渐至不起。

庸医不解，以为阴虚，率以滋阴泻热之剂，愈败土气，土败阳伤，无有不死也。是宜燥土暖水，升达木气，木郁条达，热退风清，骨蒸自愈。原非阴虚血热之证，清凉之品，未可过用，以伐中气也。

苓桂柴胡汤

茯苓三钱　甘草二钱　丹皮三钱　桂枝三钱　芍药三钱　柴胡三钱　半夏三钱

煎大半杯，温服。

热蒸不减，加生地、黄芩。蒸退即用干姜、附子，以温水土。

胎妊解

胎妊者，土气所长养也。两精相抟，二气妙凝，清升浊降，阴阳肇基。血以濡之，化其神魂，气以煦之，化其精魄。气统于肺，血藏于肝，而气血之根，总原于土，土者，所以滋生气血，培养胎妊之本也。木火以生长之，金水以收成之，土气充周，四维寄旺，涵养而变化之，五气皆足，十月而生矣。

土衰而四维失灌，藏气不厚，则木不能生，生气不厚，则火不能长，长气不厚，则金不能收，收气不厚，则水不能成。生长之气薄，则胎不发育，收成之气薄，斯胎不坚完。木火衰乃伤堕于初结之月，金水弱乃殒落于将成之时。

血生于木火，气化于金水，而土则四象之中气也，故养胎之要，首在培土。土运则清其火金而上不病热，暖其水木而下不病寒，木温而火清，则血流而不凝也，金凉而水暖，则气行而不滞也，气血环抱而煦濡之，形神巩固，永无半产之忧矣。

结 胎

胎妊之结，生长资乎木火，收成藉乎金水，土者四象之母，其细变化，煦濡滋养，全赖乎土。脾以己土而主升，升则化阳而善消，胃以戊土而主降，降则化阴而善受。胎之初结，中气凝蹇，升降之机，乍而堙郁，冲和之气，渐而壅满。其始胃气初郁，滋味厌常而喜新。及其两月胎成，则胃气阻逆，恶心呕吐，食不能下。迟而中气回环，胃土续降，然后能食。

胃土降则心火下行而化水，脾土升则肾水上交而化火，胎气在中，升降不利，乃水偏于下润而火偏于上炎。水润下者，火不交水而坎阳虚也，火炎上者，水不济火而离阴弱也，是故妊娠之证，下寒而上热，妊娠之脉，尺微而寸洪。仲景《金匮》：妇人得平脉，阴脉小弱，其人渴，不能食，无寒热，名妊娠。寸为阳，尺为阴，阴脉小弱者，尺之微也。《素问·平人气象论》：妇人手少阴脉动甚者，妊子也。手少阴之经，循臑内后廉，而走小指，脉动在神门。神门，在掌后锐骨之中。虽非寸口，然少阴之左寸，亦可以候心，神门脉动者，寸口必动。手少阴脉动者，寸之洪也。推之左寸脉动者，右寸必动，男胎动于左寸，女胎动于右寸，亦自然之理也。十九难：男脉在关上，女脉在关下。男子寸大而尺小，女子寸小而尺大者，常也。

胎气一结，虚实易位，大小反常，缘于中气之壅阻也。阴阳郁格，最易为病，法宜行郁理气为主，未可遽用填补之剂也。

豆蔻苓砂汤

白蔻一钱，生，研　杏仁二钱　甘草一钱　砂仁一钱，炒，研　芍药二钱　丹皮三钱　茯苓三钱　橘皮一钱

煎大半杯，温服。

治胎孕初结，恶心呕吐，昏晕燥渴。

证缘中气郁阻，胃土不降，以此开郁降浊，清胆火而行肝血。内热加清凉之味，内寒加温暖之品，酌其脏腑阴阳而调之。

堕 胎

胎之结也，一月二月，木气生之，三月四月，火气长之，五月六月，土气化之，七月八月，金气收之，九月十月，水气成之，五气皆

足，胎完而生矣。而土为四象之母，始终全藉乎土，土中阳旺，则胎气发育，十月满足，不至于堕。

盖胎妊之理，生发乎木火，收藏于金水，而四象之推迁，皆中气之转运也。阳蛰地下，左旋而化乙木，和煦温畅，万物资生者，己土之东升也，阴凝天上，右转而化辛金，清凉肃杀，万宝告成者，戊土之西降也。木生火化而胎气畅茂，金降水凝而胎气坚完，生长之气衰则胎堕于初结，收成之力弱则胎殒于将完，其实皆土气之虚也。土生于火而克于木，火旺则土燥而木达，火衰则土湿而木郁，乙木郁陷，而克己土，土气困败，胎妊失养，是以善堕。

胎妊欲堕，腰腹必痛，痛者，木陷而克土也。木生于水而长于土，土湿水寒，乙木乃陷。三十六难：命门者，诸精神之所舍，原气之所系，男子以藏精，女子以系胞。命门阳败，肾水澌寒，侮土灭火，不生肝木，木气郁陷，而贼脾土，此胎孕堕伤之原也。

姜桂苓参汤

甘草二钱　人参三钱　茯苓三钱　干姜三钱　桂枝三钱　丹皮三钱

煎大半杯，温服。

腹痛，加砂仁、芍药。

胎　漏

结胎之后，经水滋养子宫，化生血肉，无有赢余，是以断而不行。其胎结而经来者，必有瘀血阻格。缘胎成经断，血室盈满，不复流溢。肝脾阳弱，莫能行血，养胎之余，易致堙瘀。瘀血蓄积，阻碍经络，胎妊渐长，隧道壅塞。此后之血，不得上济，月满阴盈，于是下漏。按其胎之左右，必有癥块。或其平日原有宿癥，亦能致此。

若内无瘀血，则是肝脾下陷，经血亡脱，其胎必堕。若血下而腹痛者，则是胞气壅碍，土郁木陷，肝气贼脾也，《金匮》名为胞阻。

宜疏木达郁，而润风燥，漏血腹痛自止。

桂枝地黄阿胶汤

甘草二钱　地黄三钱　阿胶三钱　当归三钱　桂枝三钱　芍药三钱　茯苓三钱　丹皮三钱

煎大半杯，温服。

治妊娠下血腹痛者。

桂枝茯苓汤

桂枝三钱　茯苓三钱　甘草二钱　丹皮三钱　芍药三钱　桃仁三钱

煎大半杯，温服。

治妊娠下血，癥块连胎者。

轻者作丸，缓以消之。

产后根原

产后血虚气惫，诸病丛生，病则永年毕世，不得平复。弥月之后，气血续旺，乃可无虑。盖妊娠之时，胎成一分，则母气盗泄一分，胎气渐成，母气渐泄，十月胎完，而母气耗损十倍，寻常不过数胎，而人已衰矣。母气传子，子壮则母虚，自然之理也。

但十月之内，形体虽分，而呼吸关通，子母同气，胎未离腹，不觉其虚。及乎产后，胎妊已去，气血未复，空洞虚豁，不得充灌，动即感伤，最易为病。胎时气滞血瘀，积瘀未尽，癥瘕续成者，事之常也。气血亏乏，脾虚肝燥，郁而克土，腹痛食减者，亦复不少。而痉、冒、便难，尤为易致，是谓产后三病。

血弱经虚，表疏汗泄，感袭风寒，是以病痉。痉者，筋脉挛缩，头摇口噤，项强而背折也。气损阳亏，凝郁内陷，群阴闭束，是以病冒。冒者，清气幽埋，不能透发，昏溃而迷罔也。津枯肠燥，阴凝气结，关窍闭涩，是以便难。便难者，糟粕艰阻，不得顺下，原于道路之梗塞，非关阳旺而火盛也。

总之，胎气生长，盗泄肝脾，土虚木贼，为诸病之本。土气不亏，不成大病也。

桃仁鳖甲汤

桃仁三钱　鳖甲三钱　丹皮三钱　丹参三钱　桂枝三钱　甘草二钱

煎大半杯，温服。

治瘀血蓄积，木郁腹痛者。

内热，加生地。内寒，加干姜。

桂枝丹皮地黄汤

桂枝三钱　芍药三钱　甘草二钱　丹皮三钱　地黄三钱　当归三钱

煎大半杯，温服。

治脾虚肝燥，木郁克土，腹痛食减，渴欲饮水者。

气虚，加人参。水寒土湿，加干姜、茯苓。

桂枝栝楼首乌汤

桂枝三钱　芍药三钱　栝楼根三钱　首乌三钱　生姜三钱　大枣三枚　甘草二钱

煎大半杯，温服。

治风伤卫气，而病柔痉，发热汗出者。

葛根首乌汤

桂枝三钱　芍药三钱　甘草二钱　葛根三钱　麻黄一钱　首乌三钱　生姜

三钱　大枣三枚

煎大半杯，温服。

治寒伤营血，而病刚痉，发热无汗者。

桂枝茯苓人参汤

人参三钱　甘草二钱　茯苓三钱　桂枝三钱　生姜三钱　大枣三枚

煎大半杯，温服。

治阳虚郁冒。

苁蓉杏仁汤

甘草二钱　杏仁二钱　白蜜一两　肉苁蓉三钱

煎大半杯，入白蜜，温服。

治津亏木燥，大便艰难。

姜桂苓砂汤

茯苓三钱　甘草二钱　干姜三钱　桂枝三钱　芍药三钱　砂仁一钱

煎大半杯，入砂仁末，温服。

治饮食不消。

四圣悬枢

四圣悬枢·自叙

天未尝有生而无杀，或以兵荒，或以疫疠。杀之自天，于人何尤，然此虽天之过乎，抑亦人之罪焉。兵荒未必杀人，世无良相也，疫疠未必杀人，世无良医也。相而不良其罪小，医而不良其罪大。

魏晋以来，至于今日，疫疠 之杀人多矣。其书数十百部，其徒数千百人，病则家不得免，药则户不能逃。最可恨者，小儿之痘疹，即大人之疫疠 ，愚妄不以为岁气，而以为胎毒。哀此百万生灵，既困天灾，复加人祸，民有两死而无一生，吁其悲矣！天地不仁，不过以百姓为刍狗，愚妄不仁，遂至以苍生为鱼肉，此怨天乎？抑尤人乎？仲景先师，创内外感伤之法，而未言疫疠 。其言之彰明而较著者，人犹有未解，况其未言者与，何怪于群儿之讹谬耶。

仆于己巳春初，草《四圣悬枢》，析温疫痘疹之义，辛未六月，笔削于清江河院署中。四部俱成，伤寒之义元矣，疫疠之义，元之又元。

慨夫！上士十载悟玄，下士见之大笑，以为尚白。其于闳旨，玄而白之，其于沉辞浮藻，白而玄之。此黑之悬，彼白之募，是墨以为明而狐以为苍也。杨朱之弟，黑出而白人，其狗吠焉，杨朱之狗，黑往而白来，其弟怪焉。兹苍黄之未变，又黑白之不分，世无杨朱之弟矣，世亦并无杨朱之狗也。往有楚士而官于齐者，聚书数车，袭故纸以谈岐黄，览兹玄解，胡卢而笑。吴牛之喘，未见月也，蜀犬之吠，未见日也，吾安得进吴蜀之犬牛，登泰岳，凌清浮，与之抑日月之光华哉！

昔子云草《玄》，侯芭从而受业，桓谭以为绝伦。今宇内之大，谅必有侯桓其人，吾将藏之深山，虚坐以待矣。

壬申十月昌邑黄元御

目 录

四圣悬枢·卷一 …………… 117

温病解第一 ………………… 117

温病名义 ………………… 117

附岐伯温义 ……………… 117

附仲景温义 ……………… 119

温病根原 ………………… 120

病原同异 ………………… 121

风寒异邪 ………………… 121

营卫殊伤 ………………… 121

传经大凡 ………………… 122

太阳经证 ………………… 122

头痛热渴 ………………… 122

阳明经证 ………………… 123

目痛鼻干 ………………… 123

少阳经证 ………………… 123

胁痛耳聋 ………………… 123

三阳传胃 ………………… 124

太阴经证 ………………… 125

腹满嗌干 ………………… 125

少阴经证 ………………… 125

干燥发渴 ………………… 125

厥阴经证 ………………… 126

烦满囊缩 ………………… 126

三阴入脏 ………………… 126

脏腑治法 ………………… 126

汗泻之法 ………………… 127

四圣悬枢·卷二 …………… 128

疫病解第二 ………………… 128

疫病原始 ………………… 128

寒温病异 ………………… 128

表里殊法 ………………… 129

温疫由来 ………………… 129

寒温殊病 ………………… 130

表解热除 ………………… 130

阴衰营陷 ………………… 130

太阳经证 ………………… 131

发热头痛 ………………… 131

身痛脉紧烦躁无汗 ……… 131

烦热燥渴 ………………… 131

阳明经证 ………………… 132

目痛鼻干呕吐泄利 ……… 132

阳明腑证 ………………… 132

潮热汗出谵语腹痛便秘 …… 132

少阳经证 ………………… 133

目眩耳聋口苦咽干胸痛胁痞

呕吐泄利 …………………… 133
三阳传胃 …………………… 134
太阴经证 …………………… 134
腹满嗌干 …………………… 134
少阴经证 …………………… 134
口燥舌干 …………………… 134
厥阴经证 …………………… 135
烦满发斑 …………………… 135
六经治法 …………………… 135
停水不消 …………………… 135
寒疫由来 …………………… 136
表里同异 …………………… 136
表解寒散 …………………… 137
阳衰卫陷 …………………… 137
传经大凡 …………………… 137
阳旺传腑 …………………… 138
阴盛传脏 …………………… 138
太阳经证 …………………… 138
头痛恶寒 …………………… 138
血升鼻衄 …………………… 139
水气内停 …………………… 139
烦躁发渴 …………………… 139
阳明经证 …………………… 140
呕吐泄利 …………………… 140
干燥发渴 …………………… 140
阳明腑证 …………………… 140
潮热汗出谵语腹满便秘 …… 140
少阳经证 …………………… 141
口苦咽干目眩耳聋胸痛胁痞
寒热往来 …………………… 141
呕吐泄利 …………………… 141
太阴经证 …………………… 143
痛满吐利 …………………… 143
少阴经证 …………………… 143
厥逆吐泄 …………………… 143
厥阴经证 …………………… 144
厥逆发热消渴吐泄……………… 144
三阴治法 …………………… 144

四圣悬枢·卷三 ……………… 146

瘟病解第三 …………………… 146
瘟病根原 …………………… 146
瘟病消长 …………………… 146
热吉寒凶 …………………… 147
抑阴扶阳 …………………… 147
太阳经证 …………………… 148
头痛腰痛发热恶寒嗽喘嚏喷
…………………… 148
阴阳盛衰 …………………… 149
停水不消 …………………… 149
烦渴发热 …………………… 149
血升鼻衄 …………………… 150
阳明经证 …………………… 150
呕吐泄利 …………………… 150
发热出瘟粒满痂生……………… 151
红白消长 …………………… 151
发紫变黑顶平根散……………… 152
郁重粒多蒙头锁项抱鼻环唇

肿消眼闭 …………………… 153
阳明腑证 …………………… 154
潮热谵语腹痛便秘………… 154
少阳经证 …………………… 155
惊悸吐泄寒战发热………… 155
太阴经证 …………………… 156
腹满心痞呕吐泄利………… 156
少阴经证 …………………… 157
咽痛吐泄蜷卧四逆发痒黑
陷便血便脓溃烂无痂痘疔
坚石 ……………………… 157
厥阴经证 …………………… 158
气冲心痛咽疼消渴呕吐泄
利便血便脓腹痛腰痛厥逆
发热疳疮痈脓 …………… 158
三阴治法 …………………… 160
庸工谬妄 …………………… 161

四圣悬枢·卷四 …………… 162

疹病解第四 ……………… 162
疹病根原 …………………… 162
疹病隐显 …………………… 163
太阳经证 …………………… 163
发热头痛 ………………… 163
脉紧无汗 ………………… 164
烦热燥渴 ………………… 164
寒热胜负 ………………… 164
阳明经证 …………………… 165
鼻干口燥呕吐泄利……… 165
经热传腑 …………………… 165
阳明腑证 …………………… 165
潮热谵语腹痛便秘………… 165
攻下缓急 …………………… 166
少阳经证 …………………… 167
目眩耳聋口苦咽干胸痛胁
痞呕吐泄利 …………… 167
三阳传胃 …………………… 167
太阴经证 …………………… 168
腹满嗌干 ………………… 168
少阴经证 …………………… 168
口燥舌干 ………………… 168
厥阴经证 …………………… 169
烦满发斑 ………………… 169
红白续发 …………………… 169
紫黑迟见 …………………… 169
出没隐见 …………………… 169
水停腹胀 …………………… 170
呕吐蛔虫 …………………… 170
疹后昏愦 …………………… 170
疹后泄利 …………………… 170
疹后脓血 …………………… 171
疹后目疾 …………………… 171
六经治法 …………………… 171
经腑殊方 …………………… 171
汗下宜忌 …………………… 172

四圣悬枢·卷五 …………… 173

伊公四问第五 ……………… 173

伊公问旨 …………………… 173
问温五条 …………………… 173
问疫五条 …………………… 174
问痘七条 …………………… 175
问疹四条 …………………… 176

黄元御四圣医书

四圣悬枢·卷一

时分冬夏，病殊寒温，气候不同，感伤亦异。伤寒著于仲景，温病阐于岐伯，各有妙解，水火判然。自叔和混热病于伤寒，伤寒之理，既永晦于千古，温病之义，亦长讹于百代。后世庸工纷起，杀运宏开，当鼓橐吹炉之际，何须覆鼎，值焦头烂额之秋，那堪入瓮。横览夭枉，怆恨实多，作温病解。

温病解第一

温病名义

秋冬感冒，名曰伤寒，春夏感冒，名曰温病。病于春者谓之温，病于夏者谓之热，温热同病，因时异名，《素问·热论》：先夏至日者为病温，后夏至日者为病暑是也。四时之候，秋凉冬寒，春温夏热，约而言之，不过阴阳。阴阳之气，不过寒热。寒盛于冬，热盛于夏，秋之凉者，将寒而未寒也，春之温者，将热而未热也。感于冬者，谓之伤寒，感于夏者，谓之病热，感秋之凉，轻于伤寒，而实伤寒之属也，感春之温，轻于病热，而实病热之属也，故秋冬之感证，统曰伤寒，春夏之感证，统曰热病。仲景之言伤寒，兼秋月之伤凉也，《素问》之言热病，兼春月之病温也。

附岐伯温义

《素问·热论》：黄帝问曰：今夫热病者，皆伤寒之类也，或愈或死，其死皆以六七日之间，其愈皆以十日以上者何也？

热病者，伤寒之类，非伤寒也。

岐伯对曰：人之伤于寒也，则为病热，热虽甚不死，其两感于寒而病者，必不免于死。

外感之病，统曰伤寒，而其中实有风寒之分。春温夏热，皆感风邪，而曰伤寒者，感病之总名也。

上文曰：热病者，伤寒之类，则温热非由伤寒甚明。

人之春夏感伤，风泄其卫，卫闭而遏营血，则为病热。热虽至甚，而经尽阴复，不至于死。其阳亢阴枯，外被邪客，而表里双传，一日两经，是谓两感，精液消亡，必不免于死也。

帝曰：愿闻其状。岐伯曰：伤寒一日，巨阳受之，巨阳者，诸阳之属也，故为诸阳主气也，其脉连于风府，故头项痛，腰脊强。二日阳明受之，阳明主肉，其脉挟鼻络于目，故身热目痛而鼻干，不得卧也。三日少阳受之，少阳主胆，其脉循胁络于耳，故胸胁痛而耳聋。三阳经络，皆受其病，而未入于脏者，故可汗而已。

足之三阳，自头走足。伤寒一日，太阳受之，太阳者，诸阳之所属也，故为诸阳主气也。太阳行身之后，其脉自头下项，挟脊抵腰，连于督脉之风府，邪自风府而入，客于太阳之经，故头项痛，腰脊强。二日阳明受之，阳明行身之前，其脉挟鼻络于目，故目痛鼻干。三阳之气，皆随阳明下行，阳气蛰藏则善寐，阳明上逆，阳升而火泄，故身热而不卧。三日少阳受之，少阳行身之侧，其脉从耳下颈，自胸贯膈，而循胁里，故胸胁痛而耳聋。三阳经络，皆受其病，而未入于三阴之脏者，经郁热发，汗之开其皮毛，经热外泻，则病愈矣。

四日太阴受之，太阴脉布胃中，络于嗌，故腹满而嗌干。五日少阴受之，少阴脉贯肾，络于肺，系舌本，故口燥舌干而渴。六日厥阴受之，厥阴脉循阴器而络于肝，故烦满而囊缩。

足之三阴，自足走胸。四日太阴受之，太阴行身之前，其脉入腹络胃，上膈挟咽，故腹满而嗌干。五日少阴受之，少阴行身之后，其脉贯脊属肾入肺，而系舌本，故口燥舌干而渴。六日厥阴受之，厥阴行身之侧，其脉过阴器，抵少腹，挟胃属肝络胆，故烦满而囊缩。太阴曰脉布胃中，少阴曰脉贯肾，厥阴曰脉络于肝，是三阴之病，皆入于脏也。

其不两感于寒者，七日巨阳病衰，头痛少愈，八日阳明病衰，身热少愈，九日少阳病衰，耳聋微闻，十日太阴病衰，腹减如故，则思饮食，十一日少阴病衰，渴止不满，舌干已而嚏，十二日厥阴病衰，囊纵，少腹微下。大气皆去，病日已矣。

六日而六经俱尽，六日而六经俱解，所谓其愈皆以十日以上也。

帝曰：治之奈何？岐伯曰：治之各通其脏脉，病日衰已矣。其未满三日者，可汗而已，其已满三日者，可泻而已。

腑亦称脏，《素问·十二脏相使论》：十二脏之贵贱相使是也。五脏六腑皆受病矣，各通其脏脉，是何脏腑之病，即针通其何脏腑之脉也。其未满三日者，所谓三阳经络皆受其病，而未入于脏，故可汗而已。其已满三日者，已入于脏，故可泻而已。汗泻俱是刺法，详见“刺热篇”。

《灵枢·热病》：热病三日，而气口静，人迎躁者，取之诸阳，五十九刺，以泻其热而出其汗，实其阴以补其不足。泻之则热去，补之则汗出。热病阳有余而阴不足，故泻其阳以补其阴。其在三阳，而未入脏者，热邪尚浅，补其经中之阴，则汗自出。其在三阴，而已入于脏者，热邪已深，非泄其脏中之阳，则热不去。温热之病，所以不死者，脏阴之未亡也，已入脏而不泄，则脏阴亡矣，故用泻法。

帝曰：其两感于寒者，其脉应与其病形何如？岐伯曰：其两感于寒者，病一日巨阳与少阴俱病，则头痛口干而烦满，二日阳明与太阴俱病，则腹满身热，不欲食，谵语，三日少阳与厥阴俱病，则耳聋囊缩而厥，水浆不入，不知人，六日死。三阴三阳、五脏六腑皆受病，营卫不行，五脏不通，则死矣。帝曰：五脏已伤，六腑不通，营卫不行，如是之后三日乃死何也？岐伯曰：阳明者，十二经脉之长也，其血气盛，故不知人，三日其气乃尽，故死矣。

两感者，阳强不密，阴气衰绝。其太阳之寒，随少阴而化热，太阴之湿，随阳明而化燥，厥阴之风，随少阳而化火，故一日之内，两经俱病。以其表里同气，故感应神速，三日六经俱病，再三日而阳明之气全消，是以死也。

附仲景温义

仲景《伤寒》：太阳病，发热而渴，不恶寒者，为温病。若发汗已，身热灼者，名曰风温。风温为病，脉阴阳俱浮，自汗出，身重，多眠睡，鼻息必鼾，语言难出。若被下者，小便不利，直视失溲。若被火者，微发黄色，剧则如惊痫，时瘈疭，若火熏之。一逆尚引日，再逆促命期。

伤寒阳乘阴位，卫气内郁则发热，热传阳明，金土枯燥则作渴，阴乘阳位，营气外闭则恶寒，故太阳伤寒，未传阳明，则有寒热，而无渴证。若病在太阳，发热作渴，而不恶寒，此非伤寒，是谓温病。温病之家，阳盛阴虚，津血枯槁，最忌汗下火攻。若发汗亡阴，身热如灼，火烈风生，名曰风温。风温为病，阳亢阴绝，其脉尺寸俱浮。毛蒸里泄，常自汗出。清气消亡，身体重浊。胆热传胃，土困则多眠睡。鼻息粗重，必作鼾声。机关燥涩，语言难出。是皆误汗之证也。若被下者，亡其肾阴，小便不利。血枯金燥，直视不转。风木疏泄，溲溺遗失。是皆误下之证也。若被火者，病微则肌肉熏蒸，而发黄色。病剧则水枯木燥，肝胆失荣，魂气震荡，形如惊痫。筋脉伸缩，时作瘈疭。肌肤焦黑，色若烟熏。是皆误火之证也。凡若汗若下若火，皆为逆治，一逆尚延引其时日，再逆则催促其命期矣。

温病根原

《素问·阴阳应象论》：冬伤于寒，春必病温。“生气通天论”：阴阳之要，阳秘乃固，阳强不能密，阴气乃绝。阴平阳秘，精神乃治，阴阳离决，精气乃绝。因于露风，乃生寒热。是以冬伤于寒，春必病温。“金匮真言论”：夫精者，身之本也，故藏于精者，春不病温。

四时之气，春生夏长，秋收冬藏。木火旺于春夏，而司生长，金水旺于秋冬，而司收藏。而金水之所以收藏者，则精魄之能也。精以至阴而主藏，魄者精之始基，但能收而未能藏，是以蛰藏之职，独归于精。藏气得令，相火蛰封，肾精温暖，是谓阳密。少阴癸水与太阳壬水，两相表里，皆主蛰藏，癸水之藏，以其温也，壬水之藏，以其寒也。五行之气，热则发宣，寒则凝闭，癸水之温而善藏者，壬水之寒而善闭也。

人于冬时，宜顺寒水之令，以藏阳气。阴精失藏，相火泄露，阳根不密，是谓冬伤于寒，冬伤于寒者，伤其寒水蛰藏之令气也。相火升炎，久而弥盛，春气一交，阳根尽泄，变木为火，化温成热，是以春月而行夏令也。天时之寒暄莫定，人窍之启闭无常，一遭风露侵凌，温病作矣。春时不病，至夏而感，是谓热病。冬时不病者，寒水司气，虽蛰藏失政，而经络脏腑之热，究未如春夏之盛也。

病原同异

温病之原，起于冬不藏精，伤其寒水之令，故春夏病感，必是内热。但冬伤于寒，春夏必病温热，而春夏之温热，不必皆冬伤于寒。其冬伤于寒而病温热者，自是内热，其不冬伤于寒而病温热者，未可定谓之内热也，病与温疫相同，而法亦无殊。其营郁热发，而又病于春夏之间，固无入脏生寒，用四逆、真武之证，然燥渴饮冷，积水不消者，亦未尝少，此皆不可用凉泻之法也。

风寒异邪

四时感伤之因，有风有寒，寒者，天地之阴气，风者，天地之阳气。阳主开，阴主阖，伤于寒者，皮毛开而寒束之，故窍闭而无汗，中于风者，皮毛闭而风泄之，故窍开而有汗。

气统于肺，金性清凉而降敛，血司于肝，木性温暖而升发，肺气清降则窍阖，肝血温升则窍开。人之汗孔，秋冬则阖者，气清而敛之也，春夏则开者，血温而发之也。秋冬窍阖，而有时偶开，则寒气伤之，春夏窍开，而有时偶闭，则风气中之，此四时之邪感伤之因也。

营卫殊伤

肺藏卫气，肝藏营血，寒则伤营而不伤卫，以卫气肃静，孔窍阖而寒莫由入，是以不伤，唯血温而窍开，乃伤于寒。风则伤卫而不伤营，以营血蒸动，孔窍开而风随汗解，是以不伤，唯气凉而窍阖，乃伤于风。

然寒伤营血，而病则在卫，以营性升发，一被寒邪，阖其皮毛，则营愈欲发，外乘阳位，而束卫气，故卫闭而恶寒。风伤卫气，而病则在营，以卫性降敛，一被风邪，开其汗孔，则卫愈欲敛，内乘阴位，而逼营血，故营郁而为热。

胃为戊土，乃卫气变化之原，伤寒之病，戊土与金水受之。金水司气，随戊土而下降，以阳体而胎阴魄，故气常清降而外敛，伤寒而气反内郁，是以病在气分。脾为己土，乃营血滋生之本，中风之病，己土与木火受之。木火主血，随己土而上升，以阴体而抱阳魂，故血常温升而内发，中风而血不外达，是以病在血分。

气清而孕水，故气病则寒盛，而为伤寒，血温而孕火，故血病即热盛，而为温病。秋冬之感，皆是伤寒，其时非必无风，中于风者，便是秋冬之温病，春夏之感，皆是中风，其时非必无寒，伤于寒者，便是春夏之寒病。究竟秋冬寒多而风少，故往往病寒，春夏寒少而风多，故往往病温，时令不同也。

传经大凡

一日一经，六日经尽，凡诸感病之大凡也，若伤寒，若中风，若温病、热病，若温疫、寒疫，若痘病、疹病，无不皆然。但温热必传脏腑，余则病由外感，原无内热，不必定传脏腑耳。程氏郊倩，谓温病传经，伤寒中风不传经，其论全非。唯两感之家，一日两经，则温热之所独有，而诸感病之所无也。

太阳经证

头痛热渴

太阳以寒水主令，手太阳以丙火而化气于寒水，阴盛则壬水司气而化寒，阳盛则丙火违令而化热，故太阳以寒水之经，而易于病热。

温病之家，冬不藏精，相火升泄，伤其寒水闭蛰之气，火旺水亏，由来已久。及其春夏病感，卫阳闭秘，营热郁隆，寒水之气愈亏。故受病之一日，即发热作渴，而不恶寒也。

太阳在六经之表，故感则先病。其经自头下项，行身之背，故头项痛而腰脊强。肺主卫，肝主营，而总统于太阳。太阳之经，在皮毛之部，营卫者，皆皮毛之所统辖也。

温病卫闭而营郁，法当清营热而泻卫闭。一日之初，卫闭已见，营热方生，故一日太阳之治，宜凉金补水，而开皮毛，不易之法也。

玄霜丹

浮萍三钱　麦冬三钱　甘草二钱，炙　元参三钱　丹皮三钱　芍药三钱　生姜三钱，切　大枣三枚，劈

流水五杯，煎大半杯，热服，

覆衣，饮热稀粥，取少汗。

治一日太阳温病，头项痛，腰脊强，发热作渴者。

阳明经证

目痛鼻干

阳明以燥金主令，足阳明以戊土而化气于燥金，太阴胜则阳明化气而为湿，阳明胜则太阴化气而为燥，故阳明之经，易于病燥。

温病冬水失藏，相火升炎，胃津既涸，脾精亦亡，太阴之湿，久化阳明之燥。春夏病感，卫阳遏闭，营热郁发，土焦金燔，燥气愈甚。其经挟鼻络目，行身之前，故目痛鼻干，而身热不卧。

阳莫盛于阳明，燥热在经，不得泄路，迟则胃腑积热，因表郁而内应。腑热一作，脏阴渐枯，便伏异日死机。于其腑热未动之时，凉泻经络，以清其热，则后患绝矣。

素雪丹

浮萍三钱　石膏三钱　元参三钱　葛根三钱　甘草二钱，炙　丹皮三钱　芍药三钱　生姜三钱，切　麦冬三钱

流水六杯，粳米半杯，煎大半杯，去渣，热服，覆衣，饮热稀粥，取少汗。

治二日阳明温病，身热目痛，鼻干不卧，胸燥口渴者。呕者，加半夏三钱。

人参白虎汤

石膏五钱　知母三钱　人参三钱　甘草二钱　生姜三钱　粳米半杯

流水煎大半杯，热服，覆衣，取少汗。

温病二日，方传阳明之经，腑热未作，法宜清热而发表。热甚者，必伤肺气，当用人参白虎汤，清金泻热，益气生津，乃为善法。

少阳经证

胁痛耳聋

少阳以相火主令，足少阳以甲木而化气于相火，顺则下蛰而温肾水，逆则上炎而刑肺金，故少阳之经，最易病火。

温病寒水失藏，相火炎蒸，已旺于衰废之时。春夏病感，卫闭营郁，热盛火发，势当得令之候，愈极熏赫。少阳伤寒，有寒热之往来，以二阳在表，三阴在里，阳胜则热，阴胜则寒，少阳居表里之半，是以寒往而热来。温病三阴经气，从阳化热，故

但热而无寒。其经络耳循胁，行身之侧，故胸胁痛而耳聋。火曰炎上，炎上作苦，故咽干而口苦。

相火内郁，则肺金受刑，甲木内郁，则刑胃土，外无泄路，势必焦土流金，而入阳明。当以清凉和解之法，散其炎烈也。

红雨丹

柴胡四钱　黄芩三钱　芍药三两　石膏三钱　甘草三钱　丹皮三钱　生姜三钱，切　元参三钱

流水煎大半杯，热服，覆衣，饮热稀粥，取微汗。

治三日少阳温病，胸胁疼痛，耳聋口苦，咽干作渴者。

三阳经络，皆受其病，而未入于脏腑者，法应汗之。而温病与伤寒中风，寒暄异气，不宜麻桂辛温，以清润之剂，凉泻经络燥热，方是温病汗法。其伤在卫气，而病在营血，营热郁发，故用丹皮、白芍，泻热而凉营也。

三阳传胃

伤寒中风，病于秋冬之际，原无内热。表邪不解，阳盛则传阳明之腑，阴盛则传太阴之脏。阴阳平和，则不入脏腑，始终在经，六日经尽，则汗解矣。温病内热素积，断无但在经络，不传胃腑之理。缘其经热郁隆，外泄无路，而胃腑积热，自当感应而发。但胃热大作，必在三日之后，经热不解，而后腑热郁勃，此自然之层次。病由外感，是以表热先发也。

其在三日之内，表邪郁迫，里热方生，但当发表，未可攻里，表气疏泄，里气自平。若三日之外，腑热已作，则攻泻之法，乃可续用。

盖胃土燥热，必烁脏阴。其肺脾津液，肝肾精血，久为相火煎熬，益以燥热燔蒸，脏阴枯竭，则人死矣。是宜滋其脏阴，泻其腑热，勿令阳亢而阴亡矣。

白英丹

大黄五钱，生　芒硝三钱　甘草一钱，炙　枳实二钱，炒　厚朴三钱，炒　元参三钱　麦冬八钱　丹皮三钱　芍药三钱　生地三钱

流水煎大半杯，热服。

阳明戊土，位居三阳之长，阳盛之极，必皆归宿阳明，而入胃腑。温病三日之外，三阴脏病，悉以胃热为之根本，虽曰五脏六腑皆受病，而阳明胃腑，实其纲领也。其里热发作，不拘在何脏腑，总以泻胃为主，而兼清本部。但肠胃未至燥结，

则第滋阴，不须承气。即燥结未甚，亦当俟之六日经尽之后，腑邪内实，用泻热滋阴之法，一下而清矣。若燥热隆盛，则三四五日之内，俱可泻下。是当用《伤寒》急下之法，不可循《伤寒》缓攻之条，以其内热郁伏，原与伤寒不同也。

太阴经证

腹满嗌干

太阴以湿土主令，手太阴以辛金而化气于湿土，阳明盛则太阴化气而为燥，太阴盛则阳明化气而为湿，故太阴之经，最易病湿。然外感风寒，以及内伤百病，其在太阴，无不是湿，而惟温病之在太阴，则化湿为燥，以其冬水失藏，相火泄而脾阴烁也。

春夏病感，营郁热旺，湿气自当愈耗。其经布胃络嗌，故腹满而嗌干。

太阴之湿夺于阳明之燥，脾阴枯槁，则肾肝精血，俱难保矣。是宜清散皮毛，泻阳明之燥而滋太阴之湿也。

黄酥丹

浮萍三钱　生地四钱　甘草二钱，炙　丹皮三钱　芍药三钱　生姜三钱

流水煎大半杯，热服，覆衣。

治四日太阴温病，腹满嗌干，发热作渴者。

少阴经证

干燥发渴

少阴以君火主令，足少阴以癸水而化气于君火，阳盛则丁火司权而化热，阴盛则癸水违令而生寒，故少阴以君火之经，而最易病寒。然外感风寒，以及内伤百病，其在少阴，无不是寒，而惟温病之在少阴，则化寒为热，以其冬不藏精，水亏火泄，春夏病感，更值火旺水虚之候。

其经贯肾络肺，而系舌本，故口燥舌干而渴。

肾者主水，人身水火对列，水枯而火亢，则人亡矣。是宜清散皮毛，泻君火之亢而益肾水之枯也。

紫玉丹

浮萍三钱　生地四钱　知母三钱　元参三钱　甘草二钱　天冬三钱　生姜三钱

流水煎大半杯，热服，覆衣。

治五日少阴温病，口燥舌干，发热作渴者。

厥阴经证

烦满囊缩

厥阴以风木主令，手厥阴以相火而化气于风木，治则木达而化温，病则火郁而生热，以厥阴乙木，原胎丁火，故厥阴之经，最易病热。

温病卫闭而遏营血，营郁是以发热，而营藏于肝，则温病之来，实受于厥阴。方其隆冬火泄，营血已伤，势将腾沸。春夏病感，卫闭营遏，血热自当愈剧。其经循阴器而络肝，故烦满而囊缩。

手厥阴之火，扇以足厥阴之风，风烈火炎，煎迫营阴，营血枯槁，则命殒矣。是宜清散皮毛，泻相火之炎而滋风木之燥也。

苍霖丹

浮萍三钱　生地四钱　芍药三钱，生　当归三钱　丹皮三钱　甘草二钱，生　生姜三钱

流水煎大半杯，热服，覆衣。

治六日厥阴温病，烦满囊缩，发热作渴者。

三阴入脏

岐伯温病治法，未满三日者，可汗而已，其满三日者，可泻而已。三阳经络，皆受其病，而未入于脏者，故可汗而已。温病内热蓄积，交春夏而受感伤，内热郁隆，原无但传经络不传脏腑之理。第传脏传腑，必在三日之外，其未满三日，则但在经络，故曰三阳经络，皆受其病，而未入于脏，在经，是以可汗。若三日之外，则必入于脏，既入于脏，则无不入于腑矣，故曰五脏六腑皆受病，入脏入腑，是以可泻。以阳盛于外，而根于内，三日之内，病在三阳，阳盛于外，故但是经热而已，三日之外，病入三阴，而脏阴消烁，已化亢阳，则非止经热而已也。积热郁伏，是以内传脏腑耳。

脏腑治法

脏以太阴为主，所谓脾者，孤脏以灌四旁也，腑以阳明为主，所谓阳明者，五脏六腑之海，十二经脉之长也。足太阴以湿土主令，足阳明从燥金化气，温病阳明之燥劫夺太阴之湿，滋太阴之湿而泻阳明之燥固已，而推原太阴土湿之所由来，实原于水，而肾水之所以枯槁，一耗伤于燥土，一盗泄于风木。治

法，以麦冬润阳明之燥，以地黄滋太阴之湿，以知母、元参、天冬清金而壮少阴之水，以当归、丹皮、白芍润木而息厥阴之风。而地黄之性，滋湿清风，兼而能之，故三阴并宜。

地黄泄阳助湿，至下之品，至于温病，土燥而木枯，则反为灵宝，莫佳于此矣！

汗泻之法

温热之病，阳强阴弱，岐伯立法，则曰汗泻，仲景垂戒，则曰汗下，义若不同，而理实无殊。岐伯之示汗泻，补阴而泻阳也，仲景之戒汗下，泻阳而亡阴也。后世通岐伯之针刺，效仲景之汤丸，易麻桂之温燥，汗之以清凉之剂，变承气之荡涤，泻之以滋润之品，壮火既清，微阴续复，则悉得岐伯之遗法，而不犯仲景之明戒矣。

岐伯论温，于“刺热篇”云：治诸热病，饮之寒水，乃刺之，必寒衣之，居止寒处，身寒而止也。仲景论温，但戒汗下火劫，未尝立法。究竟温病治法，不离汗泻两义，但须清凉滋润而已。会岐伯、仲景之义，于一百一十三方中选而用之，有汗法焉，暍病之人参白虎是也，《金匮》方中，有泻法焉，百合病之百合地黄是也。由此二法而变通之，法不胜穷矣。

四圣悬枢·卷二

外感之邪，秋冬伤寒，春夏病温，寒温之外，乃有疫疠。天地违和，人物罹殃，州里相传，死亡继踵，惨目伤心，莫甚于此。念此身世，长不百龄，风霾夭骨，霜露雕年，益以医药差讹，调摄乖方，人寿几何，那复堪此！仲景《伤寒》垂法，宏济百代，人亡义晦，复无解者，况于疫疠，先师无言，著书立说之家，甚于瘟魔，制方用药之人，残于疠鬼。丈夫有志，燮理无权，永念来者，情何能已，作疫病解。

疫病解第二

疫病原始

中风伤寒，外感风寒，而寒热阴阳，视乎本气，是以人不皆病而病不皆同，半由客邪而半关主气。疫疠感于岁气之偏，乡里传染，证状皆同，少由主气而多属客邪。

盖天地有六气，风火暑湿燥寒也，岁有五运，土金水木火也。天之六气，随五运而迭迁，地之六气，亘千古而不变。五运回周，以天之六气合地之六气，客主加临，太过不及之数见焉。由是生克胜复、亢害承制之变参差不一，而岁气于焉不正。

人与天地相通也，一气不正，而人气感之，而一经之病见焉。风淫则病在厥阴，火淫则病在少阴，湿淫则病在太阴，暑淫则病在少阳，燥淫则病在阳明，寒淫则病在太阳，同气相感也。木火病则伤在血分，金水病则伤在气分。土者气血之中，血化于已土而气化于戊土，血伤则已土病，气伤则戊土病也。

寒温病异

疫病之邪，虽备六气，而寒温为多。温疫感春夏之风，寒疫感秋冬之寒。风为阳邪，感则伤阳，寒为阴邪，感则伤阴。卫气为阳，故中于风，营血为阴，故伤于寒。

平人卫气在外而内交于营，营血在内而外交于卫，营卫调和，是以无病。风伤卫气，则遏闭营血，而生内热，寒伤营血，则裹束卫气，而生外寒，营卫不调，是以病也。卫伤而内郁其营，故风虽伤卫而病实在血，营伤而外束其卫，故寒虽伤营而病实在气。血病者，多传阳明而为热，以血藏于肝而肝木生火，火盛则阳旺而入腑也；气病者，多传太阴而为寒，以气藏于肺而肺金生水，水盛则阴旺而入脏也。

温疫之家，阴气不衰，足以济阳，则但传阳经而不入阳明之腑，寒疫之家，阳气不衰，足以济阴，则但传阴经而不入太阴之脏，是谓顺证。六日六经俱遍，邪退正复，则表解而病愈矣。

表里殊法

病在营卫，皮毛闭秘，法宜解表，以发内郁。营卫外发则生，内陷则死。风伤卫气，卫闭其营，营血外发，则斑生而病解，寒伤营血，营闭其卫，卫气外发，则汗出而病愈。

温疫传腑，腑热则营血内陷而不外发，寒疫传脏，脏寒则卫气内陷而不外发。故温疫营病，脏阴旺者多生，腑阳盛者多死，寒疫卫病，腑阳旺者多生，脏阴盛者多死。

温疫传腑，当清其腑热，以发营血，寒疫传脏，当温其脏寒，以发卫气。营司于肝，而实生于太阴，脏阴旺则外发，温疫之家，非阴盛之极者，不可轻泻其脾精，卫司于肺，而实化于阳明，腑阳旺则外发，寒疫之家，非阳盛之极者，不可轻泻其胃气也。

温疫由来

温疫之证，发热出汗，得之于风。其年木火不能发泄，则人气应之，多病温疫，以孔窍闭而风气泄之也。

木火生长，因乎阴气之左升。盖纯阴之位，而一阳已生，阳生必升，升则温暖而化风木，积温而热，是为君火。温则生而热则长，阳气敷舒于九天之上，孔窍发宣而不阖，故弗伤于风。木火不能发泄，则阳气下郁，而生内热，经络闭塞，孔窍不开，是以易中于风。

天人同气，天地之木火不能发泄，人物应之，而病温疫，故多病于春夏。其病于春者，伤在乙木，其病于夏者，伤在丁火也。

寒温殊病

温病感在经络而内有积热，前三日则在三阳之经，后三日则入三阴之脏，既入于脏，必入于腑，其入腑入脏，总是热而非寒。伤寒感在经络而内无积热，阳盛而后入腑，阴盛而后入脏，入腑则是热，入脏则是寒。温疫亦感在经络而内无积热，阳盛者亦入于腑，阴盛者亦入于脏，第未尝必入于腑，必入于脏，而病内热，其较温病不同。然营郁而热盛，但有入腑而病热，必无入脏而病寒者，其较伤寒亦不同。故温疫为病，止有寒泻之法，而无温补之条。其在三阴，皆六日传经之证，与伤寒三阴脏寒之证，天渊不一也。凡经尽而斑发者，是但在经络而未入于腑也，若经尽而斑不发，必有内郁之证，表药之中，必兼凉泻，内热既清，则营达而斑发矣。

表解热除

风性疏泄，气性收敛，风伤卫气，开其腠理，气欲内敛，风欲外泄。气闭于内，则营郁而为热，风泄于外，则窍开而为汗。风愈泄而气愈闭，营热日积，待至六经既尽，斑点外发，而后血分之热泄。

若气闭而不泄，则营热内郁，而生燥闷，五脏燔蒸，而人死矣。或泄之不透，隐见于皮肤之间，必郁而为痒。痒者，是谓隐疹。隐疹之家，血热蕴积，久而肌肉溃腐，发为痂癞，所谓脉风者也。当凉血发表，使营热外达，不令内蒸也。

阴衰营陷

温疫之病，在于血分。风本伤卫，卫伤而闭其营血，是以病在血分。

肝藏营血而太阴为生血之本，脾以阴土而含阳气，脾阳一升，则温暖而化肝木。温疫之病，非第在肝，而实连于太阴。脾阴不弱，足以滋润其营血，则营郁外达而斑点生。太阴脾脏，以湿土主令，阴衰传腑，湿化为燥，阳旺而生里热，则营气内陷，而不外达。温疫之死，死于脾阴之弱，火土燥热，而营郁不能达也。

太阳经证

发热头痛

太阳之经，总统营卫，风伤卫气，遏闭营血，郁迫而生里热。肝木藏血而生火，火者，血中温气蓄积而化热也。太阳寒水之经，应当恶寒，以营郁而生火，故但热而不寒。其经自头走足，行身之背，经逆而不降，故头痛而项强也。

浮萍汤

浮萍三钱　丹皮三钱　芍药三钱　甘草二钱，炙　生姜三钱，切　大枣三枚，劈

流水煎大半杯，热服，覆衣，取汗。

治一日太阳温疫，发热头痛者。

温疫得之中风，亦是桂枝汤证。但发于春夏之月，但热无寒，不宜桂枝辛温，故以浮萍泻卫气之闭，丹皮、芍药泻营血之郁也。

身痛脉紧烦躁无汗

温疫在太阳之经，脉浮头痛，发热汗出，以风强而气不能闭也。若脉浮而紧，发热恶寒，身痛腰痛，烦躁无汗，而喘促者，是气强而风不能泄也。盖寒疫无汗，温疫有汗，以寒性闭藏而风性疏泄也。若卫阳遏闭，风不能泄，营郁莫达，则烦躁喘促，与伤寒同证，宜以浮萍、石膏，清散经络之热也。

浮萍石膏汤

浮萍三钱　石膏三钱，生，研　杏仁三钱，泡，去皮尖　甘草二钱，炙　生姜三钱　大枣三枚，劈

流水煎大半杯，热服，覆衣。

治温疫身痛，脉浮紧，烦躁喘促，无汗者。

烦热燥渴

病在太阳之经，未入阳明之腑，不至遽生烦渴。若阳明燥盛之人，经热外逼，燥热内应，则见烦渴。阳明从燥金化气，腑燥发作，故有烦热便难之证，而腑燥未作，经燥先动，是以烦渴生焉。

其太阳表证未解，宜浮萍石膏，清金而解表，绝其烦热入腑之源。表证已解，第以白虎加元麦汤，清燥而生津。气虚者，加人参以益气，以表解阳虚，恐其燥去而阳亡也。

白虎加元麦汤

石膏五钱　知母三钱　甘草二钱，炙　粳米一杯　元参三钱　麦冬八钱

流水煎至米熟，取大半杯，

热服。

治温疫太阳经罢，烦热燥渴者。

人参白虎加元麦汤

石膏五钱　知母三钱　甘草二钱，炙　人参三钱　元参三钱　麦冬八钱　粳米一杯

流水煎至米熟，取大半杯，热服。

治温疫太阳经罢，气虚烦渴者。

阳明经证

目痛鼻干呕吐泄利

三阳之经，阳明为盛，足阳明从燥金化气，太阳表邪不解，经热内传，火性就燥，必入阳明。阴盛于里而阳盛于表，腑燥未作，经燥先动。“热论”：二日阳明受之，其脉挟鼻络于目，故身热目痛而鼻干，不得卧，是皆经络燥热之证也。

阳明主降，戊土右降，则金水收藏，相火归根，故上焦清空而善容。阳明不降，金水失其收藏，胆木逆行，相火上炎，肺金被克，故目痛而鼻干。胆木逆行，而贼胃土，胃气壅遏，不能容受，故呕吐而泄利，缘经邪郁迫其腑气故也。

浮萍葛根汤

浮萍三钱　葛根三钱　石膏三钱　元参三钱　甘草三钱　生姜三钱

流水煎大半杯，热服。

治温疫阳明经证，目痛鼻干，烦热不卧者。

浮萍葛根芍药汤

浮萍三钱　葛根三钱　石膏三钱　元参三钱　甘草二钱，炙　芍药三钱　生姜三钱

流水煎大半杯，热服。

治温疫阳明经证，泄利者。

浮萍葛根半夏汤

浮萍三钱　葛根三钱　石膏三钱　元参三钱　甘草三钱　芍药三钱　半夏三钱　生姜三钱

流水煎大半杯，热服。

治温疫阳明经证，呕吐者。

阳明腑证

潮热汗出谵语腹痛便秘

病传阳明之经，不得汗解，腑阳素旺之人，以经热郁蒸，而腑热内作，开其皮毛，则见大汗，至于手足淋漓，表邪尽解，全是内伤矣，经气发舒，无复郁迫，腑气松畅，吐利皆安。汗愈泄而土愈焦，燥愈

增而热愈盛，每至申酉之交，应时发热，如潮汐不爽，是谓潮热。燥土消烁心液，于是谵语。燥矢壅遏腑气，于是满痛。迟则脏阴耗亡，营气郁陷，生死攸关，不可不亟下也。泻以大小承气，而加养阴凉血之味，脏阴续复，营郁外达矣。

调胃承气加芍药地黄汤

大黄三钱，生　甘草二钱　芒硝三钱　芍药三钱　生地八钱

流水煎一杯，去渣，入芒硝，火化，温服。

小承气加芍药地黄汤

大黄五钱，生　厚朴三钱，生　枳实三钱，炒　芍药三钱　生地一两

流水煎一杯，温服。不便，再服。

大承气加芍药地黄汤

大黄八钱，生　芒硝三钱　厚朴四钱　枳实四钱　芍药三钱　生地一两二钱

流水煎一杯，去渣，入芒硝，火化，温服。不下，再服。

少阳经证

目眩耳聋口苦咽干

胸痛胁痞呕吐泄利

温疫二日，阳明经热不解，三日则入少阳之经。少阳以相火主令，足少阳以甲木而化气于相火，伤寒之口苦咽干而目眩者，皆相火之上炎也。其经自头下项，行身之侧，热病之胸胁痛而耳聋者，皆胆木之逆行也。少阳在二阳之里，三阴之表，阴盛则传太阴之脏，阳盛则传阳明之腑，少阳者，入腑入脏之门户也。温疫营郁热盛，火旺木枯，但传胃腑而为热，不入脾脏而为寒，传胃则木邪逼土，腑气郁遏，而生吐利。是宜清散经邪，杜其入腑之路也。

柴芩栝楼芍药汤

柴胡三钱　黄芩三钱　半夏三钱　甘草二钱，生　生姜三钱　大枣三枚，劈　芍药三钱　栝楼根三钱

流水煎大半杯，热服，覆衣，饮热粥，取微汗。

治少阳经温疫，目眩耳聋，口苦咽干，胸痛胁痞者。

大柴胡加元参地黄汤

柴胡三钱　黄芩三钱　半夏三钱　芍药三钱　枳实三钱　大黄三钱　生姜三钱　大枣三枚　元参三钱　地黄三钱

流水煎大半杯，温服。

治少阳经温疫传阳明胃府，呕吐泄利者。

三阳传胃

温病三阳经病，营郁热盛，势必内传胃腑。而胃阳素旺，燥热感发，经腑同气，表里俱病。腑热内遏，而脏阴消烁，过经不解，则脏腑郁蒸，而人死矣。

温疫所最忌者，营热不能外泄。其不外泄之由，全以卫盛而营衰，脾阴虚而胃阳旺也。若脾阴不衰，胃阳虽旺，六经既遍，邪欲内传，而脏气捍格，热无内陷之隙，则蒸泄皮毛，发为斑点，而病解焉。温疫之斑发而不死者，脏阴充足，外御经邪，而热不内陷也。若一入胃腑，腑阳日盛，则脏阴日枯，不得不用泻法。缓则泻于经尽之后，急则泻于经尽之前。腑热一清，则经热外达，而红斑发矣。

太阴经证

腹满嗌干

太阴以湿土主令，其经自足走胸，行身之前，温疫营郁热盛，三阴之经，化气于三阳，故病传太阴，则腹满而嗌干。阳明之燥气太亢，则营热内蒸，而殒性命，太阴之湿气不枯，则营热外达，而生斑点，温疫所最惧者，湿衰而燥胜也。太阴经病，脾阴足以济胃阳，则营热不至于内蒸，自然发越于皮毛矣。

浮萍地黄汤

浮萍三钱　生地三钱　丹皮三钱　芍药三钱　甘草二钱　生姜三钱　大枣三枚

流水煎大半杯，热服。

治温疫太阴经证，腹满嗌干者。

少阴经证

口燥舌干

少阴以癸水而化君火，其经自足走腰，行身之后，温疫发于春夏相火得令之时，火胜水衰，故口燥舌干而渴。丁火太亢，则营郁而内焚，癸水不枯，则斑生而热退，温疫之所最惧者，水败而火胜也。少阴经病，肾水可以支相火，则营热不至于内焚，自然宣泄于孔窍也。

浮萍天冬汤

浮萍三钱　天冬三钱　生地三钱　元参三钱　丹皮三钱　生姜三钱　栝蒌根三钱

流水煎大半杯，温服。

治温疫少阴经证，口燥舌干而

渴者。

厥阴经证

烦满发斑

厥阴以风木主令，其经自足走胸，行身之侧，循阴器而络肝，故烦满而囊缩。厥阴肝木，司营血而胎君火，温疫之病，受在营血，则传至厥阴，邪热斯甚。若木荣血畅，经脏润泽，营热不能内传，六经即遍，别无去路，则郁极而发，蒸泄皮毛，而见红斑。若营气虚弱，不能遽发，过时斑见，而色带紫黑，则多至不救。以其经热郁蒸，后期而发，营血伤败，失其华鲜也。是宜清解凉血，使其营热发达，此治厥阴温疫之定法也。

浮萍当归汤

浮萍三钱　当归三钱　生地三钱　丹皮三钱　芍药三钱　甘草三钱，生　生姜三钱

流水煎大半杯，热服。

治温疫厥阴经证，烦满发斑者。

六经治法

温疫营郁血热，六日而至厥阴。六经既尽，阴气续复，血热外达，应见红斑，斑生则热退而病解矣。红斑之后，继以白斑。红斑者，营血之外发，白斑者，卫气之外泄。

寒疫营闭而卫郁，温疫卫闭而营郁，营开而卫泄则为汗，卫开而营发则为疹。小儿寒疫，皮肤致密，不得汗泄，则卫气升腾，冲突皮肤而为痘，温疫则大人小儿皆生疹点，无有异也。

温疫之感，全在少阳厥阴两经。厥阴职司营血，而营中之伏热，则少阳之相火，而非但乙木所胎之君火也。若未满六日，而表证已解，血热未深，止是汗出，尚无红斑也。六日而传厥阴，血热已深，是以表解而斑红。若六日之外，过时而后斑发，营血郁蒸，红转而紫，紫变而黑，则十不救一。

治法：六日之内，总宜透发肌表，以泻血热，至六日经尽之后，表药更当急进，刻不可缓也。血热不泄，立致殒亡，即泄之不透，隐见于皮肤之间，亦生风癞之疾，非细故也。

停水不消

温疫固无入脏生寒之证，然亦

不皆入腑而生内热。其脏不寒而腑不热，而经热燔蒸，木火枯燥，烦渴饮冷，不能禁止。水积胃腑，停蓄不消，于是腹胁胀满，小便不利，以土湿木郁，疏泄之令不行也。

凡腑阳非旺，而病温疫，无有不停水之证。此在伤寒，便是三阴四逆、真武诸病，以温疫经热胜其脏寒，故内寒不作，然至积水不消，则脏阴较甚于腑阳矣。

其表证未解，当以猪苓汤加浮萍，表里双解之。表解而斑发，则但以猪苓，泻其积水也。

猪苓汤

猪苓三钱　茯苓三钱　泽泻三钱　滑石三钱，研　阿胶三钱，炒，研

流水煎大半杯，入阿胶，消化，温服。

寒疫由来

寒疫之证，寒热无汗，得之于寒。其年金水不能敛藏，则人气应之，多病寒疫，以孔窍开而寒气闭之也。

金水收藏，因乎阳气之右降。盖纯阳之位，而一阴已生，阴生必降，降则清凉而化燥金，积凉成寒，是为寒水。凉则收而寒则藏，阳气封蛰于九地之下，皮毛秘密而不开，故弗伤于寒。金水不能敛藏，则阳气上郁，而生外热。腠理发泄，皮毛不闭，是以易伤于寒。

天人同气，天地之金水不能敛藏，人物应之，而病寒疫，故多病于秋冬。其病于秋者，伤在庚金，病于冬者，伤在壬水也。

表里同异

寒疫有传经之证，传经者，前三日则在三阳，后三日则在三阴，六日六经，人所同也，亦凡感病所同也。有传腑传脏之证，传腑者，不拘何日，阳盛则内传，阴盛者，不入于腑，传脏者，不拘何日，阴盛则内传，阳盛者，不入于脏，人所不同也，亦凡感病所不同也。盖温病原有内热，必传脏腑，不论传腑传脏，皆是热证。伤寒原无内热，阳旺而后传腑，阴旺而后传脏，入腑则为热，入脏则为寒。温疫亦无内热，然营郁热盛，阳旺之家，则有入腑之热，阴旺之家，亦无入脏之寒。寒疫亦无内热，亦无内寒，不必定入于腑，不必定入于脏。但人不皆阳盛，不皆阴盛，不皆阳虚，不皆阴虚，故或入于腑，或入于脏，

或不入腑，或不入脏。人各不同，法与伤寒无殊，但疫感天气之非正，淫泆缠绵，较之伤寒，颇难驱逐，而其入脏入腑，亦半关岁气之偏，不尽由人气也。

表解寒散

寒性闭涩，血性发扬，发扬则窍开，闭涩则窍阖。平人之气，营阴在内，卫阳在外，寒伤营血，闭其皮毛，卫气陷于营阴之内，营阴闭藏，则生表寒。其阳盛者，三阴脏气从阳而化热，其阴盛者，三阳经气从阴而化寒。阳盛则卫气外发而汗出，阴盛则卫气内陷而人亡，故寒疫之病，阳盛而外热者吉，阴盛而内寒者凶。缘其病愈，必须汗出，而其汗出，全赖阳旺。使其里气平和，则但可解表，勿轻用硝黄误下，以陷其卫阳也。若其里阳素盛，而表寒不解，以致里热郁发，则兼清里热，以解表寒。若里阳素虚，卫气郁沦，不能外发，但用表药，犹难汗解，再事寒攻，则卫阳愈陷，祸变遂生。如其里阴郁动，寒湿淫溢，当速用温燥，以回阳气，稍用泻下之剂，则人随药毙，不可活矣。

阳衰卫陷

寒疫之病，在于气分。寒本伤营，营伤而束其卫气，是以病在气分。肺藏卫气，而阳明为化气之原。胃以阳土而含阴气，胃阴一降，则清凉而化肺金。寒疫之病，非第在肺，而实连于阳明，胃阳不虚，足以发越其卫气，则卫郁外达而毛理泄。阳明胃腑，从燥金化气，阳衰传脏，燥化为湿，阴旺而生里寒，则卫气内陷，而不外达。寒疫之死，死于胃阳之虚，水土湿寒，而卫郁不能达也。

传经大凡

寒疫传经，亦与伤寒相同，一日太阳，二日阳明，三日少阳，四日太阴，五日少阴，六日厥阴。阳性热而阴性寒，里热非盛，不入阳明之腑，内寒非盛，不入太阴之脏，始终在表，未尝内陷，六日经尽，则邪退正复，汗出而愈矣。

其卫盛而感轻者，皮毛易泄，则先期而汗解。其卫虚而感重者，腠理难开，则过期而汗解。其卫弱郁深，不能遽发，往往振栗战摇，而后汗出。

寒战者，少阳之证，寒战而不能发热者，相火之虚，发热而不能汗出者，表寒之盛也。少阳为阴阳之枢，寒极则入于太阴，热极则入于阳明，故阴阳偏胜而内传脏腑，多由少阳而入。入于脏腑，则解无定期而动致危亡，不可不慎也。

阳旺传腑

腑阳素盛而经气郁遏，则里热感发而传胃腑，腑阳长则脏阴消。凡人之病，阳长则安，阴长则危，伤寒三阳之少死者，因于阳长而阴消也。病传胃腑，阳气日长，自是吉事，但阳不可亢，亢则阴亡，而寓死机。胃土燥热，攻下失期，阴精枯槁，亦成死证。是以入腑虽吉，不如在经之有吉而无凶也。

阴盛传脏

脏阴素旺而经气闭束，则内寒郁动而传脾脏，脏阴进则腑阳退。凡人之疾，阳进则安，阴进则危，伤寒三阴之多死者，以其阴进而阳退也。病传脾脏，阴气日进，最是险事，盖阴不可胜，胜则阳败，而无生望。脾土湿寒，温补后时，阳气消灭，则成死证。是以入脏则险，不如在腑之夷多而险少也。

太阳经证

头痛恶寒

太阳之经，外在皮毛，实为六经之长。肺藏卫气，肝藏营血，而总统于太阳。寒伤营血，裹束卫气，不得外发，故闭藏而生表寒。其经自头下项，行身之背，经气上壅，故头项痛而腰脊强。肺主卫气，而开窍于鼻，卫气遏闭，不能外泄，故逆行鼻窍，而生嚏嚏。卫气逆行，不得下降，故胸膈郁闷，而发喘促也。

紫苏汤

苏叶三钱　桂枝三钱　杏仁三钱，泡　甘草二钱，炙

流水煎大半杯，热服，覆衣，取汗。

治一日太阳寒疫，头痛，发热，恶寒者。

寒疫得之伤寒，亦是麻黄汤证。但不尽见于冰雪之天，非皆纯寒，未必咸宜麻黄辛温，故以桂枝泻营血之郁，苏叶、杏仁泻卫气之郁也。

血升鼻衄

太阳经病不解，卫郁莫泄，升逼营阴，则见衄证。以肺主卫气，开窍于鼻，卫阳遏闭，不得外达，经脉莫容，上寻出路，冲其营血，是以上溢。血衄则卫郁发泻，亦同汗解，但营血流漓，不无耗丧耳。

阳明伤寒，脉浮发热，口干鼻燥，能食者，则衄。方在太阳阳明，于其脉浮发热、口干鼻燥之时，早以紫苏石膏地黄汤，泻卫郁而凉血热，则血不上流矣。

紫苏石膏地黄汤

苏叶三钱　桂枝三钱　杏仁三钱　甘草三钱，炙　石膏三钱，生，研　生地三钱　麦冬三钱　丹皮三钱　生姜三钱，切　大枣三枚，劈

流水煎大半杯，热服，覆衣，取汗。

治寒疫太阳经病不解，血升鼻衄者。

水气内停

太阳膀胱，寒水之经，太阳经病，阳虚之人，多有水气停瘀之证。或原无积水，而渴燥饮冷，蓄而不消。水气阻格，肺胃上逆，则眩晕而呕咳，肝脾下陷，则淋涩而泄利。外寒未解而里水又动，久而火败土崩，则入三阴之脏，是宜外发表邪而内驱寒水也。

苏桂姜辛汤

苏叶三钱　桂枝三钱　甘草二钱　半夏三钱，炮　芍药三钱　细辛一钱　干姜二钱　五味子一钱

流水煎大半杯，热服，覆衣。若下利，加赤石脂一钱。若渴者，去半夏，加栝蒌根三钱。若小便不利，加茯苓三钱。若喘者，加杏仁三钱。若噎者，加附子三钱。

烦躁发渴

病在太阳，未应烦渴，设见烦渴，便是将入阳明之腑，以阳明燥气，因表郁而内发也。若表证已解，用白虎加元麦汤，清燥而生津。气虚者，加人参以益气，以汗后阳虚，恐其渴止而阳亡也。

白虎加元麦汤

石膏三钱　知母三钱　甘草二钱　粳米一杯　元参三钱　麦冬五钱，去心

流水煎至米熟，取大半杯，热服。

治寒疫太阳经罢，烦躁发渴者。

人参白虎加元麦汤

石膏三钱　知母三钱　甘草二钱　粳米一杯　人参三钱　元参三钱　麦冬五钱

流水煎至米熟，取大半杯，热服。

治寒疫太阳经罢，气虚烦渴者。

寒疫之病，脏腑易生湿寒，燥热者少，然白虎证亦恒有之，此法不可废也。表证未解，加紫苏三钱。

阳明经证

呕吐泄利

阳明之经，在肌肉之分，皮毛之内，太阳表寒未解，以次相传，二日则及阳明。其经挟口环唇，行身之前。经气上壅，故鼻干口燥而胸满。阳明从燥金化气，太阳以湿土主令，燥盛则传腑而生热，湿盛则入脏而生寒。卫气之外发而汗解，全恃乎胃阳盛而燥气长也。

胃者，水谷之腑，一传阳明，必见呕吐。以少阳胆木，本从胃土下行，阳明经病，不能顺降，则胆木上逆，而克胃土，胃气壅遏，失其容受之量，水谷在中脘以上者则为呕吐，在中脘以下者则为泄利。呕多则胃病，利多则脾病也。

紫苏葛根升麻汤

苏叶三钱　葛根三钱　桂枝三钱　芍药三钱　甘草二钱　升麻二钱

流水煎大半杯，温服。

治寒疫阳明经泄利者。

紫苏葛根半夏汤

苏叶三钱　葛根三钱　桂枝三钱　芍药三钱　半夏三钱　生姜三钱　甘草二钱

流水煎大半杯，热服。

治寒疫阳明经呕吐者。

干燥发渴

阳明经病，而见燥渴，便是将入胃腑，用白虎加麦冬、元参，清肺金而润燥。气虚者，酌加人参。

盖病入阳明，燥气必作。燥必先见于庚金而后见于戊土，以燥乃庚金之令气而戊土之化气也。戊土之燥在腹，庚金之燥在胸。胸者，辛金之位，辛金本化气于湿土，阳明旺则辛金不化已土之湿而化庚金之燥，是以燥见于胸。大肠者，庚金之腑，胸燥则肠燥可知矣。

阳明腑证

潮热汗出谵语腹满便秘

三阳以阳明为盛，经热不解，转入胃腑，阳郁火旺，必作潮热。每日申酉之交，烦热倍加，如海水潮信，是名潮热。热蒸皮毛，汗出表解，津亡土燥，糟粕焦枯，不俟入肠，炼成结粪，堵塞下脘。胃热郁遏，上耗心液，于是谵语。胃气闭壅，于是腹满。迟而伤及三阴，脾阴烁则唇裂，肾阴枯则耳焦，肝阴涸则舌短，阴精竭流，则人死矣。是宜以承气加元参、麦冬、白蜜，泻其热而润其燥，虽用攻下，而不至亡阴也。

调胃承气加麦冬元参汤

大黄三钱　芒硝三钱　甘草二钱　麦冬五钱　元参三钱　白蜜一杯

流水煎大半杯，入白蜜，热服。

小承气加麦冬元参汤

大黄四钱　厚朴三钱　枳实三钱，炒　麦冬五钱　元参三钱　白蜜一杯

流水煎大半杯，入白蜜，热服。

大承气加麦冬元参汤

大黄三钱　芒硝三钱　枳实三钱　厚朴三钱　麦冬八钱　元参三钱　白蜜一杯

流水煎大半杯，入白蜜，热服。

少阳经证

口苦咽干目眩耳聋胸痛胁痞寒热往来

少阳甲木，从相火化气，病则行其火令。其经起目锐眦，上络于耳，下颈而合缺盆，行两胁而走足。经气逆升，滞塞胸胁，相火燔腾，是以口苦咽干，目眩耳聋，胸痛而胁痞也。位居阳明之里，太阴之表，太阴主营，阳明主卫。营阴外束，卫气欲出而不能，鼓勃振动，则为寒战，卫气透发，则汗出，凡将汗而战摇者，卫弱不能遽发也。卫阳内发，营气欲出而不得，蓄积壅遏，则为发热，营气透发，则热退，凡发热而无汗者，营郁不能外达也。营卫交争，迭为胜复，是以寒往而热来，寒来而热往。相争之久，胜负遂分，寒胜则入于太阴，热胜则入于阳明。入于太阴，则阳负而多危，入于阳明，则阴尽而亦凶。其于寒热往来时，以小柴胡双解表里之邪，柴胡、黄芩，清泻半表之阳，人参、甘草，温补半里之阴，则无偏阴偏阳、内传脏腑之患矣。

小柴胡汤

柴胡四钱　黄芩三钱　半夏三钱　人参二钱　甘草二钱　生姜三钱　大枣三枚

流水煎大半杯，热服，覆衣。

呕吐泄利

少阳经气，随阳明戊土下降，寒邪外束，甲木郁塞，不能顺降，逆侵戊土，戊土被贼，遂与少阳之

经痞结胸胁，凡心胸痞塞、胁肋硬满之证，皆少阳阳明两经之上逆也。胃主受盛，戊土贼于甲木，腑气郁遏，不能容纳水谷，故吐利并作。木贼土负，中气被伤，阴虚则入阳明之腑，阳虚则入太阴之脏。方其木邪肆虐之时，下见泄利，则以黄芩汤清其相火，上见呕吐，则以黄芩半夏生姜汤降其逆气，其半在少阳之经，半入阳明之腑，则以大柴胡汤双解经腑之邪，其半在少阳之经，半入太阴之脏，而下见泄利，则以柴胡桂枝干姜汤温其湿土，上见呕吐，则以柴胡桂姜半夏汤降其逆气也。

黄芩汤

黄芩三钱　芍药三钱　甘草二钱　大枣三枚

流水煎大半杯，热服。

治寒疫少阳经胸胁痞满泄利者。

黄芩半夏生姜汤

黄芩三钱　芍药三钱　甘草二钱　大枣三枚　半夏三钱　生姜三钱

流水煎大半杯，热服。

治寒疫少阳经胸胁痞满呕吐者。

大柴胡汤

柴胡三钱　黄芩三钱　半夏三钱　大枣三枚　芍药三钱　枳实三钱　大黄三钱　生姜三钱

流水煎大半杯，热服。

治少阳经传阳明腑，胸胁痞满，呕吐泄利者。

柴胡桂枝干姜汤

柴胡三钱　黄芩三钱　甘草二钱　桂枝二钱　干姜三钱　牡蛎三钱　栝蒌三钱

流水煎大半杯，热服。

治少阳经传太阴脏，胸胁痞满，泄利者。

柴胡桂姜半夏汤

柴胡三钱　黄芩三钱　干姜三钱　桂枝二钱　甘草二钱　牡蛎三钱　瓜蒌三钱　半夏三钱　生姜三钱

流水煎大半杯，温服。

治少阳经传太阴脏，胸胁痞满，呕吐者。

寒疫之少阳与伤寒之少阳，病同而法亦不殊。凡见少阳诸证，非内传于腑，即内传于脏。内连脏腑，而后少阳经证日久不罢，方宜小柴胡汤增减治之。若不连脏腑，而但经络外病，则是三日少阳之证，总以太阳为主，第宜紫苏汤发表，无事大小柴胡汤也。

太阴经证

痛满吐利

寒疫传经，四日而至太阴。脾阴非旺，终不入脏，脾阴一旺，则不拘何日，皆可内传。太阴以湿土主令，表郁湿动，故病传脾脏。土湿则中气不运，伤寒太阴痛满吐利之证俱起。卫气郁陷，皆因于此。当补火燥湿，以回脾阳，则卫气发宣而不陷没矣。

苓桂参甘厚朴汤

人参三钱　甘草二钱　干姜三钱　茯苓三钱　桂枝三钱　厚朴三钱

流水煎大半杯，温服。

治寒疫太阴腹满者。

苓桂参甘椒附汤

人参三钱　甘草三钱　桂枝三钱　茯苓三钱　蜀椒三钱，去目　附子三钱，炮　芍药三钱　粳米半杯

流水煎大半杯，温服。

治寒疫太阴腹痛者。

参甘姜苓半夏汤

人参三钱　甘草二钱　茯苓三钱　干姜三钱　半夏三钱　生姜三钱

流水煎大半杯，温服。

治寒疫太阴呕吐者。

茯苓四逆加赤石脂汤

人参三钱　甘草二钱　干姜三钱　茯苓三钱　附子三钱　赤石脂三钱，生，研

流水煎大半杯，温服。

治寒疫太阴泄利者。

少阴经证

厥逆吐泄

寒疫传经，五日而至少阴。肾阴非旺，终不入脏，肾阴一旺，则不拘何日，皆可内传。少阴以癸水而化君火，病则水旺而火衰，以水能胜火而火不胜水，自然之势也。表郁寒作，故病传肾脏。水寒则侮土灭火，伤寒少阴厥逆吐泄之证俱起。卫气陷败，全由于此。当补火泻水，以回肾阳，则卫气发达而不陷亡矣。

茯苓四逆加半夏汤

人参三钱　茯苓六钱　甘草三钱　干姜三钱　附子三钱　半夏三钱

流水煎大半杯，温服。

呕吐与泄利并见，加赤石脂。但见泄利，用茯苓四逆加赤石脂汤。方在“太阴”。四肢厥冷，踡卧恶寒，而不吐泄，但用茯苓四逆汤治之。

厥阴经证

厥逆发热消渴吐泄

寒疫传经，六日而至厥阴。肝阴非旺，终不入脏，肝阴一旺，则不拘何日，皆可内传。厥阴以风木主令，下为肾水之子，上为君火之母，病则水火不交，下寒上热。水胜则厥生，火复则热发，厥而阳绝则死，热而阳回则苏。

寒疫之在少阴，但有厥逆，一传厥阴，厥逆之极，多见发热。其厥逆者，母气也，其发热者，子气也。厥为死机，热为生兆，厥热胜复之际，不可不察也。

风木之性，疏泄而枯燥，土湿水寒，木郁风动，肠窍疏泄，则为泄利，肺津枯燥，则为消渴。风木者，脾土之贼，其死者，死于水旺而土负，其生者，生于火旺而土胜。厥阴之泄利消渴日甚不已者，水胜而火息，土败而木贼也。暖水以荣木，补火以生土，厥阴之法，不外此矣。

茯苓参甘姜附归脂汤

人参三钱　甘草二钱　茯苓三钱　桂枝三钱　干姜三钱　附子三钱　当归三钱　赤石脂三钱

流水煎大半杯，温服。

治寒疫厥阴厥逆泄利者。

参甘归芍麦冬栝蒌汤

人参三钱　甘草三钱，生　当归三钱　芍药三钱　麦冬三钱　栝蒌根三钱

流水煎大半杯，热服。

治寒疫厥阴发热消渴者。

三阴治法

伤寒三阴之病，皆三阴脏证而非经证。经证者，四日太阴，五日少阴，六日厥阴，但在三阴之经，不入三阴之脏，法以太阳为主，不论何日，总是麻黄汤证，不必另立三阴之门也。仲景三阴诸法，原为三阴脏病而设。寒疫亦然，其但在三阴之经，总是紫苏汤证，以其离经而入脏，不得不另立专法也。

其传经而不传脏者，六日经尽，自能汗解。缘里阳不虚，卫无内陷之由，正复邪衰，自然外发。凡过期缠绵，不得汗解者，皆阴盛而入脏也。阳盛入腑，则潮热汗出而不解，阴盛入脏，则厥冷无汗而不解。寒疫入腑者少，入脏者多。温疫之死，死于阳旺而入腑，寒疫之死，死于阴旺而入脏。小儿痘病，即大

人之寒疫，其阳虚卫陷，痘疮痒塌而死者，皆阴盛而入脏也。

寒疫之感，受在太阳少阴两经。寒水之气旺，感于太阳之经，则传于少阴之脏。少阴主水，五脏之阴，莫盛于少阴，太阴厥阴之病，悉因少阴之水旺，泻癸水而益丁火，三阴之通法也。

四圣悬枢·卷三

小儿痘病，即大人寒疫。寒伤营血，营闭而卫郁，卫气外发则生，内陷则死。非解仲景《伤寒》，不知寒疫，非解寒疫，不知痘病。但以先圣无言，古经阙载，后世庸工，未烛厥理，涉水迷津，凿山罔道，灵关弗启，玄钥难开，篇章累架，悉凭虚公子之言，著作连箱，皆乌有先生之论。致令孩提不禄，襁负夭亡，方出人关，已登鬼录，纵使昔之寿民，且为今之殇子。痛此亿万婴童，横罹冤酷，怛然悲惋，心折骨惊，作痘病解。

痘病解第三

痘病根原

痘病者，寒疫之伤营血也。此因木火发泄，营阴不敛，是以寒侵于血分。寒伤大人，则为寒疫，小儿则为痘证，其病一也，而证则异焉。

气统于肺，血藏于肝，肺气清凉而降敛，肝血温暖而升发，自然之性也。血性宣扬而寒性闭涩，寒伤营血，闭其皮毛，营愈闭而愈欲发，发而不透，外束卫气，故卫郁而为热。六日经尽，卫气郁隆，发于汗孔，形同豆粒，是以名痘。小儿寒水蛰藏，相火未泄，皮毛之密，异于大人，故感冒寒疫，卫郁而痘发。痘粒圆满，卫郁散布，则热退而病除矣。

小儿未尝不感伤寒，而未始病痘，至寒疫之邪，缠绵固涩，最难解散，小儿肌肤致密，感之则痘生焉。

岭南塞北，不见此病。地暖则孔窍不闭，地寒则皮毛不开，故感而不伤也。

痘病消长

小儿寒疫传经，亦同大人，一

日太阳，二日阳明，三日少阳，四日太阴，五日少阴，六日厥阴。六经俱尽，卫气外发，而生痘粒。一经之郁散，则一经之病解。七日太阳病衰，八日阳明病衰，九日少阳病衰，十日太阴病衰，十一日少阴病衰，十二日厥阴病衰，卫气尽达，而痘愈矣。

阳盛者，经阳司气而热郁于外，阴盛者，脏阴当权而寒郁于内，阳盛则红白而起发，阴盛则紫黑而塌陷，以阳长而阴藏，其性然也。起发则生，塌陷则死，故阴不可长而阳不可消。阳莫盛于阳明，阴莫盛于少阴，阳盛则阳明之经病也，阴盛则少阴之脏病也。脏阴太盛，寒及于经，而络中之阳亦消，经阳太盛，热连于腑，而脏中之阴亦耗。脏寒则宜温补，而腑热不可寒泻，补则卫发而痘长，泻恐卫陷而痘消。明于消长之理，崇阳明而黜少阴，痘家不易之法也。仲景《伤寒》“少阴”之篇：少阴负趺阳者，为顺也（趺阳，胃脉）。实痘病之玉策金绳也。

热吉寒凶

痘发于阳盛而外热，陷于阴盛而内寒，是以感病之时，热甚者吉，热微者凶。

发热三日，三阳之盛也。发热二日，则太阳之阳虚，故一日不热。发热一日，则阳明之阳虚，故二日不热。阳虚则卫郁不发，即暂时略发，而究不茂长，终必塌陷。一入三阴之脏，热退寒生，死不可医矣。

阳贵阴贱，凡病皆然，至于痘家，尤为甚焉。阴贵之证，除温病、温疫、伤寒阳明实证外，他未尝有也。是以三阳之经热，痘家之生途，而一见少阴之寒来，即寓死机，恐其寒来而热不继发也。三阴之脏寒，痘家之死路，而一见厥阴之热发，即为佳兆，喜其热发而寒不再来也。其阳复而热过者，疳蚀痈溃，不无后患，然既已出死路而登生途，纵治法乖违，未免损伤，究为肢体残缺之人，犹胜作官骸周全之鬼也。

抑阴扶阳

痘家自始至终，全赖阳旺。阳减一分，则其异时发达收结，必有一分欠缺。其甚则红紫凹塌，而卫气不升。其次则灰色平陷，而卫气不长。其次则泡壳空虚，而卫气不充。其次则皮肤脆嫩，而卫气不敛。卫有不到之处，即人有危亡之忧。纵毫无欠缺，痂退病除，而瘢色老嫩，犹关性命。

黑者上吉，红者无虑，白者终凶。黑者，阳旺而热盛也，红者，阳平而热调也，白者，阳虚而热败也。

凡见诸证，当竭力扶阳，以挽末路。惟烦热频作，痘色枯焦，此少阳相火之旺，厥阴风木之郁。缘木司营血，而主色泽，血虚不能华色，而风木消烁，愈失光润，故见枯焦。宜以柴胡、黄芩、地黄、芍药，泻相火而滋风木。

肌肤自华，原非下证，痘家误服硝黄而反起发丰润者，正是此种。此是误用而误效，虽能奏效，究竟是误。庸工见其偶效，以为痘有下证，死有余辜者也。

太阳经证

头痛腰痛发热恶寒嗽喘嚏喷

太阳在六经之外，皮毛之分，次则阳明，次则少阳，次则太阴，次则少阴，次则厥阴，近于骨矣。卫司于肺，营司于肝，营行脉中，卫行脉外，而总统于太阳。

寒自外感，而伤营血，故太阳先病。寒性闭涩，窍开寒入，闭其皮毛，血不得泄，是以伤营，阴内阳外，气之常也。寒伤营血，皮毛闭塞，营阴欲泄，肤无透窍，外乘阳位，束其卫气，卫气内郁，则遏闭而为热，营血外束，则收藏而为寒，阴阳易位，彼此缠迫，故发热而恶寒也。太阳之经，自头下项，行身之后，经气迫束，故头项腰脊骨节俱痛也。皮毛外阖，肺气壅遏，逆行上窍，泄之不及，故嗽嚏喘促也。营血遏郁，木气不畅，肝木不升，则振撼而为悸，胆木勿降，则悬虚而为惊也。足少阳行于耳后，手厥阴行于中指，少阳之相火上逆，故耳后筋红，厥阴之相火下陷，手厥阴亦为相火。故中指节冷也。

营为寒侵，束闭卫气，卫气不达，郁而生热，是营伤而卫病也。宜紫苏汤，苏叶发其皮毛，杏仁利其肺气，桂枝通经而行营血，甘草培土而补中气，使寒随汗散，营开而卫泄，则不生痘病矣。

紫苏汤

苏叶三钱　桂枝一钱　杏仁二钱，泡　甘草一钱，炙

流水煎半杯，热服，覆衣，

取汗。

治小儿寒疫太阳经证，而未成痘者。

冬月寒盛，须以麻黄发之。

阴阳盛衰

太阳一经，三阳三阴之纲领也，阳盛则外传三阳之经，阴盛则内传三阴之脏。阳盛者，三阳当令，经热外发，则脏阴退避，而内寒不生，阴盛者，三阴司权，脏寒内动，则经阳败没，而外热不作。阳盛则善长，故红肿而外发，阴盛则善藏，故黑塌而内陷。外发则卫气升达而人生，内陷则卫气沦亡而人死。阳盛者顺，阴盛者逆，自然之理也。究之病在太阳，不早解表寒，其内传六经，卫郁痘发，已为顺中之逆。若于痘形未见之先，早以表药解之，令其寒散卫泄，痘粒不生，是为顺中之顺也。

庸工谬妄，以为脏腑之毒，不知解表，而又以寒泻，败其胃气，小儿夭枉，千载奇冤。此辈穰穰，何可胜诛也。

停水不消

太阳膀胱，职司水道，阳衰土湿之家，水不归壑，乘表寒外闭，里水郁发，逆行阳位，客居心下。或原无停水，而渴饮茶汤，蓄积不化。水气阻格，肺胃不降，多生呕哕咳喘之证，肝脾不升，多有泄利淋涩之条。水旺则火土双败，异日黑陷之基，实伏于此。是宜表里双解之苏桂姜辛汤，苏叶泻其卫气，桂枝行其营血，甘草培土，芍药泻木，半夏、细辛、干姜、五味，降冲逆而止咳呕，里气调而表郁宣，积水化汗，泄于皮毛矣。

苏桂姜辛汤

苏叶三钱　桂枝一钱　甘草一钱
芍药一钱　半夏二钱，洗　细辛一钱
干姜一钱　五味一钱

流水煎半杯，热服，覆衣。

治太阳经证痘未发，而有水气停阻者。

若下利，加赤石脂一钱。若渴者，去半夏，加栝蒌根二钱。若小便不利，加茯苓二钱。若喘者，加杏仁一钱。若噫者，加附子一钱。

烦渴发热

太阳未传阳明，不作烦渴，内连阳明，卫郁发热，而外泄无路，烦渴乃生，以胃腑燥气，因表郁而里应也。此在大人，或有表解而病此者，小儿不得汗泄，必连表证。

宜白虎加元麦紫苏汤，清金而发表。气虚者，加人参以益气，防其渴止阳亡而卫气虚败也。

白虎加元麦紫苏汤

石膏二钱，生　知母一钱　甘草一钱　粳米半杯　元参一钱　麦冬三钱，去心　紫苏三钱

流水煎至米熟，取半杯，热服，覆衣。

治太阳经证未解，而见烦渴者。

人参白虎加元麦紫苏汤

石膏一钱　知母一钱　甘草一钱　粳米半杯　人参一钱　元参一钱　麦冬三钱　紫苏三钱

流水煎至米熟，取大半杯，热服，覆衣。

治证同前，而气虚者。

寒疫之证，脏腑亦生湿寒，燥热者颇少。小儿相火未泄，阳旺之人，多有此证，白虎法不可不备也。

血升鼻衄

太阳未传阳明，卫郁非盛，尚无衄证，一传阳明，卫气郁遏，经络勿容，逆循鼻窍，冲逼营血，则见衄证。衄则卫郁升泄，痘可不生。然衄解较之汗解，损伤颇重，且恐卫郁不尽发泄，而衄后阳虚，痘不茂长，则反坏大事。于其脉浮发热，鼻燥口干，卫郁欲衄之时，以紫苏石膏地黄汤，泻卫郁而凉血蒸，表解汗泄，则衄证免矣。

紫苏石膏地黄汤

苏叶三钱　桂枝一钱　杏仁一钱　甘草一钱　石膏一钱　生地一钱　麦冬三钱　丹皮一钱　生姜一钱　大枣一枚

流水煎半杯，热服，覆衣。

治太阳将传阳明，脉浮发热，鼻燥口干，欲作衄证者。

阳明经证

呕吐泄利

阳明之经，在肌肉之分，皮毛之内，太阳经病，以次相传，二日则及阳明。其经挟口环唇，行身之前，经气上壅，故鼻干口燥而胸满。胃者，水谷之府，一传阳明，必见吐泄。以少阳甲木，从阳明戊土下行，表寒束迫，阳明经气不能顺降，壅碍甲木下行之路，甲木郁遏，而贼戊土，胃腑被逼，失其容受之量，水谷在中脘以上者则为呕吐，在中脘以下者则为泄利。

呕利者，入腑入脏之先机也。阳明胃腑，从燥金化气，太阴脾脏，以湿土主令，阳盛则呕泄亡阴，入

腑而生热，阴盛则吐利亡阳，入脏而生寒。

寒疫之病，大人卫泄而汗解，小儿卫发而痘生，全恃乎胃阳盛而燥气长也。于其呕泄方作之时，扶阳明而抑太阴，一定之法也。

紫苏葛根升麻汤

苏叶三钱　葛根二钱　桂枝一钱　芍药一钱　甘草一钱　升麻一钱

流水煎半杯，温服。

治阳明经泄利者。

紫苏葛根半夏汤

苏叶三钱　葛根三钱　桂枝一钱　芍药一钱　半夏二钱　生姜一钱　甘草一钱

流水煎半杯，温服。

治阳明经呕吐者。

发热出痘粒满痂生

小儿痘证，原于卫郁，卫阳极盛，而后外发。阳莫盛于阳明，表寒外束，阳气郁隆，是以发热。日传一经，而至少阳，三阳俱病，卫郁盛发，故发热三日，而见痘形。四日太阴，五日少阴，六日厥阴，正阳当令，六经俱周。三阳不消，三阴不长，卫气郁满，经脉莫容，既无内陷之窍，自当外寻出路，而发于汗孔，汗孔一开，卫气外泄则为汗。寒束窍闭，汗孔莫开，卫气升腾，冲突皮肤，穹隆起发，是以成痘。

痘者，卫郁外发，而不得汗泄者也。此在大人，经脉疏阔，而卫气虚损，六日之内，满而不实，经尽之后，又能汗解，故无痘证。小儿卫盛阳满，窍隧紧密，外感寒淫，肌表不泄，与大人同病，而证状悬绝，发为颗粒，此痘病之原由也。

卫气莫泄，发越丰隆，再三日而痘粒完满，再三日而卫郁透彻，痂生热化，病退而人安矣。

凡诸疮痈，血肉肿溃，脓成必泄。痘粒之肿，不关血肉，只是卫气冲腾，皮肤泡起。经阳升发，氤氲叆叇，影影如浆，其实非脓。经热外烁，皮肤焦结，痂落皮损，是以成麻。计其起落，十有二日，而后病愈。

大人病此，多愈于六七日之间者，六经既遍，邪退正复，自能汗解。小儿无汗，卫气不泄，是以再加六日，卫郁发尽，结为痘证，粒满痂生，而后病退。其卫盛者，六七八日经尽而即起，其卫虚者，十七八日三经周而后平也。

红白消长

痘病卫郁营内，外发则生，内

陷则死，而其外发之权，全赖乎阳明之经。营生于太阴，卫化于阳明，肝藏血而脾乃生血之本，肺藏气而胃为化气之原也。

营内卫外，自然之位，寒伤表闭，卫气不得外行而反内郁，营血不得内守而反外束。卫气发于营血之内，是以痘粒初生，营血包裹，全是红色。太阴虚而阳明盛，则卫阳外发而营不得闭。方其初发，重围未透，营血朦胧，红不遽退。及其升发散越，透彻无郁，营阴退落，红线绕根，光圆白润，血色全消矣。卫统于肺而外司皮毛，卫虚则泡壳清薄，卫盛则泡壳苍厚，阳气醇浓，雾洒烟霏，游溢升腾，郁郁蔼蔼。卫气全升，经热尽泄于痘泡之内，郁消热化，壳硬皮焦，痂落疮平，初于经脏无伤也。太阴盛而阳明虚，则营阴外闭而卫不能发。纵竭力升发，而群阴障蔽，不得外达，血色迷蒙，久而莫消。卫气郁抑，势必内陷，卫陷则痘粒痒塌，而命殒矣。

卫郁则红变而紫，卫陷则紫转而黑。庸愚见其红紫，以为血热毒深，而用凉解之剂，助其内陷，赤子夭殇，祸流千载。念之眦裂冠冲，辄欲死鞭其尸，生拔其舌！悠悠苍天，此恨何极也！

参芪丹桂红蓝汤

人参二钱　黄芪二钱　桂枝一钱　芍药一钱　甘草一钱　丹皮二钱　红花一钱

流水煎半杯，热服。

治色红过经不退者。

发紫变黑顶平根散

痘粒初生，营阴闭束，卫气冲发，红点外形。及至卫气盛发，突围而出，营血退缩，周外环绕，痘泡圆白，红根如线。其红根之紧细者，卫气之冲逼也，其白泡之丰圆者，营血之敛束也，此为营卫之俱盛。

营衰则红根散漫，敛束不紧，卫衰则白顶灰平，升发不快，营卫俱衰，则顶平而根散，不能圆紧也。其卫气更虚者，重围不透，血色终存。卫气怫郁，燥闷烦渴，则红变而紫。及其陷没，则紫变而黑。其极虚者，一郁遂陷，不作热烦，则红变而黑，紫不久驻。其红其紫其黑，皆阴盛阳虚，卫气不能外发也。

参芪桂麻汤

人参二钱　甘草一钱　黄芪三钱　桂枝一钱　升麻一钱

流水煎半杯，温服。

治顶平者。

参归芍药汤

人参一钱　甘草一钱　当归三钱　芍药三钱，醋炒

流水煎半杯，温服。

治根散者。

参芪蓝苏石膏汤

人参三钱　甘草一钱　黄芪三钱　石膏二钱　苏叶三钱　红花二钱　升麻一钱　丹皮一钱

流水煎半杯，温服。

治色紫而烦渴者。

如无烦渴，去石膏。

郁重粒多蒙头锁项

抱鼻环唇肿消眼闭

痘病营闭卫郁，郁轻者稀，郁重者密。密之极者，卫郁不能尽发，危证也！此当用清补温散之剂，使卫旺表疏，阳郁尽发，不至死也。蒙头锁项者，足三阳之不降也。手之三阳，自手走头，足之三阳，自头走足，而总由于项。阳根下弱，营阴闭束，经气不降，故头项偏多。太阳在后，阳明在前，少阳在侧，各有其部，而悉缘阳明之弱。阳明者，三阳之长，阳明不降，故太少二阳逆行而上也。抱鼻环唇者，阳明之不降也。手足阳明之经，挟鼻环唇，阳明不降，故环抱于口，亦以阳明之虚也。四肢秉气于脾胃，脾旺则气达手足之掌，胃旺则气达手足之背。足之三阴，皆随太阴而上升，足之三阳，皆随阳明而下降。太阴主营，阳明主卫，痘者卫气之郁发，则关乎阳明而不关乎太阴，卫气昼行于六阳，夜行于六阴，手足背外之痘，阳明之气也，手足掌内之痘，亦阳明之气也。阳明旺则发布于手足，阳明虚则上壅于头面。此当补阳明以壮卫气，使卫气四达，亦可生也。其升发之时，郁重粒多，头面偏密者，肤肿眼合，自是常事，若肿消而眼闭者，即卫气之陷也。亦当补阳明以益卫，疏太阴以开营，使营散而卫发，万无一失也。

参芪姜苏石膏汤

人参二钱　甘草一钱　黄芪三钱　石膏一钱　大枣三枚　苏叶三钱　生姜一钱

流水煎半杯，温服。

治痘密者。

参甘苓夏汤

人参三钱　甘草二钱　茯苓三钱　半夏三钱

流水煎半杯，温服。

治痘抱鼻环唇者。

参芪麻桂红蓝汤

人参三钱　甘草一钱　黄芪三钱　桂枝一钱　丹皮一钱　红花一钱　升麻

一钱

流水煎半杯，温服。

治肿消眼闭者。

阳明腑证

潮热谵语腹痛便秘

痘粒外发，全赖阳明之旺，阳气太盛，则自阳明之经，而入阳明之腑。寒疫阴盛而入脏者多，阳盛而入腑者少，痘病之死，皆由阴盛而阳陷也。阳盛入腑，万不一死，是为上吉，但腑燥便结，阳气过亢，亦当滋其肠胃，以救脏阴，不可轻用承气。伤寒表证未解，误服下药，陷其表阳，则生结胸心痞诸变，寒疫亦然。痘病卫气升达，最忌表阳内陷，承气之证，未易多见也。设其谵语潮热，腹痛便涩，恐其土燥阴亡，不得不泻，则以承气而加滋润之药，下其糟粕，以泻胃热，而不至伤其精气。自非然者，硝黄枳朴，寒泻脾胃之剂，不宜孟浪也。

盖大人寒疫，而传胃腑，胃阳郁发，毛理蒸泄，表寒尽解，全是内热。汗去土焦，燥粪堵塞，不用攻下，胃火燔蒸，无从泄越。迟恐三阴枯槁，精液消亡，故有缓攻之法，又有急下之条。小儿寒束表密，汗液未亡，金土燥热，不至如大人之甚，缓攻之疾，固宜详审，急下之病，更当斟酌。以承气之法，能亡阳盛之微阴，最泻阴盛之微阳，小儿一线生阳，甚易扑灭，而痘粒发达，专凭胃气，倘其一下而卫陷，则大事坏矣。

天地苁蓉汤

生地三钱　天冬二钱　甘草一钱，生　肉苁蓉三钱　麻仁二钱，炒，研　白蜜半杯　阿胶二钱，炒，研　当归二钱

流水煎一杯，分服。

治阳明腑证，胃燥便结，不必攻下者。

伤寒表寒未解，无服承气之法，服则表阳必陷，祸变即生。小儿痘病，以不得汗泄，故卫气郁冲，而发颗粒，无表解出痘之理。而痘粒升达，全恃卫气，卫气发越，专赖胃阳。一服下药，胃阳败泻，卫气必陷，窃谓痘病，必无服承气之法。设其胃燥便结，确有下证，用苁蓉滋润肠胃，以滑大便，不可辄用寒泻也。

小承气加生地苁蓉汤

大黄三钱　厚朴二钱，炒　枳实二钱，炒　肉苁蓉三钱　生地三钱　白蜜半杯

流水煎大半杯，热服。

调胃承气加生地苁蓉汤

大黄二钱　甘草一钱　芒硝二钱

肉苁蓉三钱　生地三钱　白蜜半杯

流水煎大半杯，分，热服。

大承气加生地苁蓉汤

大黄三钱　枳实二钱　芒硝二钱　肉苁蓉三钱　生地三钱　白蜜半杯　厚朴二钱

流水煎大半杯，分，热服。

痘病阳盛则吉，阴盛则凶，凡诸死证，皆由阴盛而卫陷，断无阳旺而人亡者。寒疫脏寒者多，腑热者少，即其阳旺入腑，而表寒未解，亦无服下药之法。余谓痘家纵有承气证，必不可服承气汤，存此承气三法，以备非常之变，非为寻常痘证设也。

乃有妖魔下鬼，无知造孽，妄作《琐言》、《正宗》诸书，以祸天下。群愚贸昧，醉梦习之，动以大剂硝黄，毙人性命。天道神明，人不可以妄杀，此辈只可担粪，何敢业医！穷凶肆虐，罪大恶极，生无人诛，死逃鬼责，吾不信也！

少阳经证

惊悸吐泄寒战发热

少阳之经，在筋脉之分，肌肉之内，阳明经病，以次相传，三日则及少阳。其经自目循耳，行身之侧，下颈而合缺盆，由胸而走胁肋，从相火化气，右降而归癸水。病则经气不降，逆克戊土，阳明壅塞，心胸满胀，愈阻少阳降路，遂与阳明之经，痞结心胸胁肋之间，故有胁痛心痞之证。相火上炎，浊气升腾，故有口苦咽干，目眩耳聋之条。戊土困于甲木，胃腑逼窄，水谷莫容，故作吐泄。吐泄亡阴，则入阳明之腑，吐泄亡阳，则入太阴之脏。入脏入腑，里气郁满，而表气壅碍，则有少阳诸证。若脏腑松畅，中气调和，但传少阳之经，诸证不作也。

少阳甲木，生于壬水而降于癸水，而其下行，则随戊土，戊土下降，而甲木从之，水土栽培，根本不摇，是以胆壮。阳明既病，两经俱逆，胆木虚飘，故生惊悸。位居阳明之里，太阴之表，太阴主营，阳明主卫，营阴外束，卫气欲出，鼓荡振摇，则为寒战。卫气郁发，阳胜而热，则寒往矣，胜极而衰，营阴闭藏，又复如初，阴胜而寒，则热往矣，故少阳之经，有寒热往来之证。营卫相争，久分胜负，寒胜则入于太阴，热胜则入于阳明。入于阳明，则有生而无死，入于太阴，则有死而无生。其入脏入腑，或死或生之机，总卜寒热之胜负，当其热来而寒往，即为阳胜之征，及其热往而寒来，便是阴胜之候。最可虑者，寒来而热不能来，热往而寒不能往也。

其在大人，寒战而热来，即望汗解，其在小儿，寒战而热来，即望痘生，往来寒热，胜负之际，不可以不察也。

小柴胡汤

柴胡三钱　黄芩一钱　人参一钱　甘草一钱　半夏三钱　生姜二钱　大枣三枚

流水煎半杯，温服。

治寒热呕吐者。

柴胡芍药石膏汤

柴胡三钱　黄芩三钱　人参一钱　甘草一钱　半夏二钱　生姜二钱　大枣三枚　芍药二钱　石膏二钱，生，研

流水煎大半杯，分，温服。

治少阳热胜，半入阳明者。

柴胡桂枝干姜汤

柴胡二钱　半夏二钱　人参一钱　甘草一钱　生姜二钱　大枣三枚　干姜二钱　桂枝一钱

流水煎半杯，温服。

治少阳寒胜，半入太阴者。

少阳居阴阳之半，半表阳旺，则热胜而入腑，半里阴旺，则寒胜而入脏，吉凶生死，悉判于此。庸愚妄作，以寒战为内热，而用泻下。此辈昏狂狞恶，不安下愚，敢肆凶顽，以祸苍生，可恨也！

太阴经证

腹满心痞呕吐泄利

痘病四日，但传太阴之经，不入太阴之脏，此为顺证。阴胜寒作，则入于脏，伤寒痛满吐利之条，次第发矣。《伤寒》：太阴之为病，腹满而吐，食不下，自利益甚，时腹自痛，若下之，则胸下结硬。盖太阴以湿土主令，固有脏寒四逆之证。《伤寒·太阴》：以其脏有寒故也，当温之，宜服四逆。而阳败湿淫，实为脾病之根。

湿者，脾土之本气，寒者，肾水之客气，究之己土之湿，亦缘癸水之旺。戊土降于火位，故其性燥，己土升于水分，故其性湿。土生于火而火死于水，火胜而土燥，则土能克水，水胜而土湿，则水反侮土，火土双败，水邪凌侮，是以脾脏湿寒也。湿旺而燥衰，寒增而热减，则太阴日胜，阳明日负，营血日长，卫气日消，痘家痒塌黑陷之根，全由于此。凡诸死证，无不缘于脾阴

胜而胃阳负也。治太阴之脏，养中扶土，补丁火而泻癸水，无逾于茯苓四逆一方矣。

茯苓参甘厚朴汤

人参一钱　甘草一钱　干姜一钱　茯苓三钱　桂枝一钱　厚朴一钱

流水煎半杯，温服。

治太阴腹满者。

苓桂参甘椒附汤

人参一钱　甘草一钱　桂枝一钱　茯苓三钱　蜀椒一钱　附子二钱　芍药一钱　粳米半杯

流水煎半杯，温服。

治太阴腹痛者。

参甘姜苓半夏汤

人参一钱　甘草一钱　茯苓三钱　干姜一钱　半夏二钱　生姜一钱

流水煎半杯，温服。

治太阴呕吐者。

茯苓四逆加石脂汤

人参二钱　甘草一钱　干姜二钱　附子二钱　茯苓三钱　赤石脂一钱，生用

流水煎半杯，温服。

治太阴泄利者。

少阴经证

咽痛吐泄蜷卧四逆发痒黑陷
便血便脓溃烂无痂痘疔坚石

痘病五日，但传少阴之经，不入少阴之脏，此为顺证。火败寒胜，则入肾脏，《伤寒·少阴》欲寐，蜷卧恶寒，四肢厥逆，咽痛吐利之条，陆续见矣。少阴从君火化气，病则水胜而火败，寒长而热消，必至之势也。

少阴脉循喉咙，寒水上凌，相火失根，甲木逆冲，是以咽痛。寒水侮土，中气崩溃，胃逆则呕，脾陷则利。阳动而阴静，阴胜阳奔，水旺火熄，故蜷卧恶寒，而但欲寐也。脾胃并主四肢，寒水侮土，四肢失温，故手足厥逆。阳胜则卫气发达而肌肤鲜华，阴胜则卫气沦郁而皮毛黎黑，卫气幽埋，不能发越，故郁而为痒。既不外发，则当内陷，势无中立之理，是以痒则必塌而黑则必陷也。水寒土湿，风木郁陷，疏泄不藏，是以便血。湿寒凝涩，膏血腐败，风木失荣，是以下脓。卫气者，所以熏肤而充身，卫肌腠而敛皮毛，阳虚卫败，则肌肤失其

收敛，溃烂而无痂壳。阳性松活，阴性石坚，寒水坚凝而石，故主痘疔。阴莫盛于少阴，所谓肾者主水，受五脏六腑之精而藏之。《素问》语。故阴气独盛，痘家死证，悉以肾阴之盛也。

甘桔元射汤

甘草二钱　桔梗二钱　元参一钱　射干一钱

流水煎半杯，热服。

治少阴咽痛者。

茯苓四逆汤

茯苓三钱　人参一钱　甘草一钱　干姜二钱　附子二钱

流水煎半杯，温服。

治蜷卧恶寒，四肢厥冷者。

呕吐，加半夏、生姜。泄利，加赤石脂。与太阴同法。

苓桂参甘芪附麻苏汤

人参三钱　甘草一钱　茯苓三钱　桂枝二钱　黄芪三钱　附子二钱　升麻一钱　紫苏三钱

流水煎半杯，温服。

治痒塌黑陷者。

桂枝芍药黄土汤

甘草一钱　白术二钱　附子二钱　阿胶一钱　生地一钱　桂枝一钱　芍药二钱　灶中黄土三钱

流水煎半杯，温服。

治便血者。

桃花汤

干姜三钱　粳米半杯　赤石脂三钱

流水煎至米熟，取半杯，入赤石脂末五分，温服。

治便脓血者。

苓桂参甘黄芪汤

人参一钱　甘草一钱　茯苓二钱　桂枝一钱　黄芪三钱

流水煎半杯，温服。

治溃烂无痂者。

参甘桂附红蓝汤

人参一钱　甘草一钱　茯苓三钱　桂枝一钱　附子二钱　红花二钱　苏叶二钱

流水煎半杯，温服。

治痘疔坚石者。

先用银针刺之，后服此汤。

厥阴经证

气冲心痛咽疼消渴呕吐
泄利便血便脓腹痛腰痛
厥逆发热痈疮痈脓

痘病六日，但入厥阴之经，不入厥阴之脏，此为顺证。木郁风动，则入肝脏，《伤寒·厥阴》气冲心疼，咽痛腰痛，消渴呕利，厥逆发热之证，必当渐生。厥阴以风木主令，土湿水寒，木郁风生，郁冲于上，则心疼咽痛，呕吐消渴之条见，郁陷于下，则腰疼腹痛，泄利脓血之病作。

厥阴之脉，自足走胸，贯膈而循喉咙，上入颃颡，冲于胸膈，则心为之疼，冲于颃颡，则咽为之痛。木郁蠹化，则吐蛔虫。木败胃逆，则呕水谷。木陷于土，郁冲于前，则病腹痛。木陷于水，郁冲于后，则苦腰痛。血藏于肝，谷消于脾，土败木贼，风令疏泄，脾伤则清谷不止，肝伤则便血不收。厥阴风木，生于癸水而孕丁火，实为水火之中气，中气既病，故水火不交，上热而下寒，水胜则发厥，火复则发热。少阴水胜而火败，故病甚则多死，厥阴水终而火复，故病剧而或生，盖以阴极阳回，往往见绝而苏。其厥逆者，死机也，其发热者，生兆也，而阳回热发，往往太过。热郁于上，则咽痛而吐脓血，热郁于下，则腹痛而便脓血，热郁于经，则随在而发痈脓。凡疳疮剥蚀，唇齿消烂，痈脓腐溃，手足卷屈者，皆厥阴之热淫也。厥阴之经，循喉咙之后，连目系，上出额，与督脉会于巅，下颊而环唇，故疳生于唇口。厥阴主筋，诸筋皆会于节，膝踝肘腕者，筋骨之关节，故痈生于肘膝。缘卫郁不能外发，一得厥阴之热，淫蒸腐化，则生疮痈。然虽热过营伤，而阳回痘发，卫气不陷，亦为厥阴之功。痘传厥阴之脏，半死半生，当于厥热胜复之际，先事预防也。

甘桔柴芩汤

甘草一钱，生　桔梗二钱　柴胡一钱　黄芩一钱

流水煎半杯，温服。

治咽痛者。

风盛咽燥，加生地、白芍。

参甘归芍栝蒌汤

人参一钱　甘草一钱，生　当归一钱　芍药二钱　生地一钱　栝蒌根三钱

流水煎半杯，温服。

治消渴者。

苓桂参甘芍药附子汤

人参一钱　甘草一钱　茯苓三钱　桂枝二钱　附子二钱　芍药二钱

流水煎半杯，温服。

治腰痛腹痛者。

苓桂参甘归附汤

人参一钱　甘草一钱　茯苓三钱　桂枝二钱　附子二钱　当归二钱

流水煎半杯，温服。

治厥逆不止者。

吐泄治同太阴。

当归芍药地黄汤

甘草一钱，生　芍药三钱　生地三钱　当归一钱

流水煎半杯，温服。

治发热太过者。

芍药黄土汤

甘草一钱　白术一钱　附子一钱　阿胶一钱　地黄一钱　芍药二钱　黄芩一钱　灶中黄土三钱

流水煎半杯，温服。

治便血者。

痘家便血者死，以水寒土湿而木陷也。宜暖水燥土，而清风木。

白头翁汤

白头翁二钱　黄连一钱　黄柏一钱　秦皮一钱

流水煎半杯，温服。

治便脓者。

土虚木燥，腹痛胁痛者，加甘草、阿胶。

地黄芍药芩柏汤

甘草一钱，生　芍药二钱　生地一钱　元参二钱　黄芩一钱　黄柏一钱

流水煎半杯，温服。

治痏疮者。

外以黄连、石膏、甘草、青黛等分，研细，时时涂之。

甘草归地汤

甘草一钱，生　当归一钱　生地一钱　芍药二钱　桔梗二钱　元参二钱　丹皮二钱　黄芩一钱

流水煎半杯，温服。

治痈脓者。

三阴治法

痘家日传一经，六日而至厥阴，阳平而不入于腑，阴平而不入于脏，经尽卫发，此勿药而有喜者。补泻之法，俱不可用，但须发表而已。阳盛则离经而入腑，阴盛则离经而入脏，入腑者有吉而无凶，入脏者少生而多死。此与伤寒、寒疫之证一也，而痘家之三阴，更为危险。以其表寒闭束，甚于大人，卫气难发而易陷，死者十九也。

凡病腑热则宜寒泻，脏寒则宜温补，此定法也，而痘家一证，则但有温补之法，而无寒泻之条。盖伤寒攻下，皆在表解之后，痘家未有表解之时，是无可攻下之日也。若阴盛入脏，而温补及时，十犹救五，若温补后期，则九死一生，若稍用寒凉，则百不一生矣。

临痘证者，贵于在经而先觉，不贵于入脏而后喻。救之于履霜之前，则为良工，挽之于坚冰之后，是为下士也。

庸工谬妄

痘理微妙，贤智不解，况中古医工，庸愚凡陋，何足知此！其于古先圣哲言之谆切者，犹且背驰千里，况此之未经论著者乎！其荒唐讹谬，不必责也。至于《琐言》、《正宗》之类，巨恶元凶，罪深孽重。而俗子庸夫，群而习之，以扇其虐，丑类凶徒，久而愈繁。此生灵之大祸，仁人之深忧，极当劈版焚书，不可留也。

四圣悬枢·卷四

小儿疹病，即大人温疫。风伤卫气，卫闭而营郁，营气内陷则死，外发则生。非解仲景中风，不知温疫，非解温疫，不知疹病。

疹病之义，岐伯、仲景俱曾言之，而议论未详。后世庸工，不知凉营发表，而率用寒下，徒伤里气，而卫闭不泄，营气郁沦，遂殒性命。庭树方蘖，而遭攀折，山木始生，而夭斧斤，朝荣夕落，蕙兰与萧艾同伤，夏茂秋零，松柏共蒲柳先殒，半枕黄粱，已非故我，一榻槐安，竟为异物。人悉言愁，我欲赋恨，作疹病解。

疹病解第四

疹病根原

疹病者，温疫之伤卫气也。此因金水敛藏，卫阳未泄，是以风袭于气分。风伤大人，则为温疫，小儿则为疹病，其病一也，而证亦同焉。

血藏于肝，气统于肺，肝血温暖而升发，肺气清凉而降敛，自然之性也。气性闭敛，而风性疏泄，风伤卫气，泄其皮毛，卫愈泄而愈欲敛，敛而不启，内遏营血，故营郁而为热。六日经尽，营血郁勃，发于汗孔，红点圆平，其名曰疹。

小儿寒水蛰藏，相火未泄，营血本自清和。一袭邪风，相火升炎，亦同大人，故感冒温疫，营郁而疹发。疹点周密，营郁散越，则热退而病除矣。

凡人中风，未尝病疹，温疫之邪，胶黏闭塞，封固难开，小儿肌表固密，是以感之则疹生焉。

疹病之与中风，同是风邪，但气则疫疠而时则春夏，血蒸而表密，故热散而发疹点，证与中风不同也。

疹病隐显

小儿温疫传经，亦同大人，一日太阳，二日阳明，三日少阳，四日太阴，五日少阴，六日厥阴。六经既尽，营血外发，而生疹点。或发于三日之前，或发于六日之后，表邪之轻重不同，经气之衰旺非一也。

盖卫气敛闭，营郁热发，外无泄路，倘里有奥援，则内传腑脏，如脏阴未衰，表里异气，营热不得内传，经尽之后，营热郁隆，自然外发。其经阳素旺，则热盛于三日之前，其经阴不衰，则热盛于三日之后。邪轻而表疏，则外发之期早，邪重而表密，则外发之期晚。若卫闭而营不能泄，则郁闷躁烦，昏狂迷乱之证，色色皆起。遇脏阴素虚，则营热内蒸，终不外发，五脏燔烁，则人死矣。或发之未透，隐见于皮肤之内，郁而为痒，是为隐疹，隐疹者，营之半发而未透者也。隐疹之家，营热郁积，久而肌肉腐溃，发为风癞。

风癞由于隐疹，仲景论之于《伤寒·脉法》、《金匮·水气》之中，岐伯论之于“脉要精微”及“风论”之内，而隐疹之名，岐伯未言，实始仲景，此先圣疹论之始也。

太阳经证

发热头痛

太阳在六经之外，感则先病。太阳之经，总统营卫，风自外感，而伤卫气，故太阳先病。风性疏泄，窍闭而风泄之，开其皮毛，气莫能敛，是以卫伤。卫秉肺气，素以收敛为性，风伤卫气，皮毛露泄，而卫气愈敛，其性然也。卫闭而遏营血，血中温气不泄，是以发热。太阳寒水之经，病则令气郁发，证见恶寒，温疫营遏热盛，故但热而不寒。其经自头下项，行身之后，营卫壅塞，不得顺行，故头项腰脊骨节俱痛。卫司于肺，胸中宗气，卫之根本，卫郁窍闭，宗气壅逆，逆行上窍，泄之不及，冲激而出，故生嚏嚏。卫为风袭，遏闭营血，营血不达，郁而生热，是卫伤而营病也。宜青萍汤，浮萍泻卫气之闭，芍药泻营血之郁，甘草、大枣，补其脾精，丹皮、生姜，调其肝气，使风随汗散，卫开而营泄，则不生疹病矣。以方在太阳，血热不深，用表药发之，只是汗出，尚无红斑也。

青萍汤

浮萍三钱　芍药二钱　甘草一钱，生　大枣三枚，劈　生姜二钱　丹皮二钱

流水煎半杯，温服，覆衣，取汗。

治疫疹初起，太阳证之轻者。

夏月热甚，须以元参佐之。

脉紧无汗

风伤卫气，脉浮头痛，发热汗出，以风泄于外而气不能闭也，若脉浮而紧，发热恶寒，身疼腰痛，烦躁无汗，而喘促者，是气闭于内而风不能泄也。温疫亦然，凡风强则疏泄而有汗，气强则敛闭而无汗。有汗者轻，表疏则营郁易发，无汗者重，表密则血热难宣。此当以青萍石膏，清散经邪。是时未传六经，营郁尚浅，风消热泄，则斑点不生，一汗而解矣。

青萍石膏汤

浮萍三钱　石膏二钱，生，研　杏仁二钱，泡去皮尖　甘草一钱，炙　生姜二钱　大枣二枚

流水煎半杯，温服，覆衣。

治疫疹初起，太阳证之重者。

烦热燥渴

疹传阳明少阳，燥动火炎，则生烦渴，若方在太阳，而烦渴已见，此其三阳素旺，将来多传阳明之腑。盖温疫之邪，受在少阳厥阴两经，足少阳从相火化气，足厥阴以风木主令，胃阳旺而燥盛，则风火激烈而烦渴以生，脾阴旺而湿盛，则风火清宁而烦渴不作，如烦渴见于太阳寒水之经，则火盛水负，湿亏燥盈，是其素秉如此矣。

火炎就燥，必传胃腑，此在大人，或有表解而病此者，小儿表密，必连经证。宜白虎加元麦青萍汤，清金而发表，绝其传腑之源也。

白虎加元麦青萍汤

石膏二钱，生　甘草一钱　知母一钱　粳米半杯　元参一钱　麦冬二钱，去心　浮萍二钱

流水煎至米熟，取半杯，热服，覆衣。

治疫疹初起，阳气素旺者。

寒热胜负

太阳以寒水主令，病则令气遏郁，而见恶寒，凡太阳经病，表阳闭束，发热而恶寒者，其常也。水旺则寒胜其热，火旺则热胜其寒。

君火胎于营血，相火者，君火之佐也。温疫营郁热发，动其君相之火，火必胜水。寒水未至颓败，犹稍见恶寒，寒水败亡，则寒从热化，但热而无寒。疹家稍见恶寒者轻，但热无寒者重。凡病不宜水旺，而寒水之在疹家，则贵若拱璧，宜补不宜泻也。

阳明经证

鼻干口燥呕吐泄利

阳明经在太阳之次，太阳表邪不解，以次内传，二日则及阳明。其经挟口环唇，行身之前，经气上壅，则鼻口干燥而胸膈胀满。戊土上逆，碍甲木降路，甲木郁遏，而贼戊土，胃不能容，则作吐泄。温疫阳盛阴虚，但恐吐泄之亡阴，不虑吐泄之亡阳，吐泄亡阴，则入胃腑，吐泄者，疹家传腑之根也。

青萍葛根汤

浮萍三钱　葛根三钱　石膏二钱　元参一钱　甘草一钱　生姜二钱

流水煎半杯，热服。

治阳明经疹病，口燥鼻干，烦热不眠者。

青萍葛根芍药汤

浮萍三钱　葛根三钱　石膏二钱　元参一钱　甘草一钱　生姜二钱　芍药一钱

流水煎半杯,热服。

治疹病阳明经证备而泄利者。

青萍葛根半夏汤

浮萍三钱　葛根三钱　石膏二钱　元参一钱　甘草一钱　芍药一钱　生姜二钱　半夏二钱，洗

流水煎半杯，热服。

治疹病阳明经证备而呕吐者。

经热传腑

阳明经病，此在大人，汗之太过，则津亡而入胃腑，汗之不及，则热郁而入胃腑，小儿表密，不患其多汗之亡津，只虑其无汗而热闭。小儿温疫，方在阳明之经，法宜透泻其表，以散经热，汗出热散，自无入腑之虑。若表邪不解，阳旺之人，必传胃腑，传腑则不得不用承气诸方矣。

阳明腑证

潮热谵语腹痛便秘

伤寒中风，一传阳明之腑，腑热熏蒸，开其皮毛，则见大汗。汗

愈泄而土愈燥，表病则以汗解，而腑病则以汗增。疫邪固涩，汗出颇难，而小儿表密，更无自汗表解之理。虽传胃腑，而表证自在，此与伤寒中风之腑证不同，即与大人温疫之腑证亦殊。然有汗无汗之间，长幼自别，而潮热谵语，腹痛便结之条，亦不得迥相悬隔。盖汗亡而土燥，与无汗而火郁，皆成腑病，殊途同归，无有二也。

腑阳旺而脏阴亏，营热内蒸，不得外发，此疹家殒命之原。相其轻重，泻以承气三汤，而加养阴凉血之味，脏阴续复，经热不能内陷，自然外发矣。

调胃承气加芍药地黄汤

大黄三钱，生　甘草一钱，生　芒硝一钱　芍药二钱　生地三钱

流水煎半杯，入芒硝，火化，温服。

治疹病阳明腑证，烦热谵语便秘者。

小承气加芍药地黄汤

大黄二钱　厚朴二钱，炒　枳实二钱，炒　芍药二钱　生地三钱

流水煎半杯，温服。

治疹病烦热谵语，痛满便秘者。

大承气加芍药地黄汤

大黄四钱　芒硝二钱　厚朴二钱　枳实二钱　芍药二钱　生地四钱

流水煎半杯，入芒硝，火化，温服。

治疹病烦热谵语，痛满便秘而燥者。

攻下缓急

温疫非必传胃腑，以其原无内热，只是外感，与温病之内热素积者不同。然营郁热盛，遇胃家阳旺，则表里感发，传腑甚易。虽未必人人传腑，而腑证颇多。但用承气攻下，必在表解之后。若表证未解，须以青萍、石膏、知母、生地清润肠胃，凉泻肺心，而透发其表，不可攻下。如六日之外，经尽腑郁，势不可待，乃用下法。腑热既清，营郁自发。第俟其自发，不如承气之中参以表药，使其腑热泻于魄门，经热泻于汗孔，一方而双解之，更为善也。

庸工不论经腑，逢人则下，固是错误，即腑病将成，经病未解，而遽下于六日之前，亦为孟浪。小儿脆弱，那可肆意如此也。

白虎加青萍地黄汤

浮萍三钱　生地三钱　石膏二钱　知母一钱　甘草一钱，生　粳米半杯

流水煎半杯，热服，覆衣。

谓胃承气加白芍青萍汤

大黄三钱　芒硝一钱　甘草一钱　芍药一钱　浮萍三钱　生姜二钱

流水煎半杯，温服。

少阳经证

目眩耳聋口苦咽干

胸痛胁痞呕吐泄利

少阳经在阳明之次，阳明表邪不解，以次内传，三日则及少阳。其经自头下项，行身之侧，由胸而走胁肋，归癸水而化相火。病则经气不降，逆克戊土，戊土被贼，不得下行，遂与少阳之经彼此缠迫，故有心胸痞塞，胁肋硬满之证。相火上炎，浊气升突，故有口苦咽干，目眩耳聋之条。胃腑被逼，不能容纳水谷，故作吐泄。少阳居表里之间，阴阳之界，阳盛则传于腑，阴盛则传于脏，温疫营郁热旺，脏寒不作，但有阳盛而传腑者，未有阴盛而传脏者。缘温疫之病，热在营血，而营血之热，全因相火之郁。伤寒中风，寒热往来之证，至此则第苦热来而不病寒来，以其相火郁隆，寒不胜热也。

柴芩栝楼芍药汤

柴胡三钱　黄芩二钱　半夏二钱　甘草一钱,生　生姜二钱　大枣三枚　栝楼根三钱　芍药三钱

流水煎半杯，热服，覆衣。

治少阳瘆病，目眩耳聋，口苦咽干，胸痛胁痞者。

大柴胡加元参地黄汤

柴胡三钱　黄芩二钱　半夏二钱　芍药二钱　枳实一钱　大黄二钱　生姜二钱　大枣二枚　元参二钱　生地三钱

流水煎大半杯，温服，分二次。

治少阳瘆病，半入阳明胃腑，呕吐泄利者。

三阳传胃

温疫三阳经病，营郁热盛，阳旺之人，则传胃腑。或自太阳，或自阳明，或自少阳，内传之来路不一，视其腑热郁发之早晚也。

卫统于肺而实化于阳明，卫旺营虚，皮毛敛涩，腑热燔蒸，而表无泄路，营郁莫达，此瘆病所由死也。若腑阳非盛，营热不能内传，经尽之后，自然外发，斑点一生，营郁解矣。

痘家营闭而卫不能发则死，瘆家卫闭而营不能发则死。卫气之发，

赖乎阳明，营气之发，赖乎太阴，故痘家最忌阳明之虚，疹家惟恐阳明之旺。滋太阳之寒水，泻少阳之相火，助己土之湿，而润庚金之燥，治阳明腑证之大凡也。

内外感伤，一切百病，悉由阳虚，不宜润药，其最宜滋润者，惟有此种，多服地黄、天冬，愈善也。

太阴经证

腹满嗌干

太阴经在少阳之次，少阳表邪不解，以次相传，四日则及太阴。其经自足走胸，行身之前。温疫营郁热盛，三阴之经，化气于三阳，故病传太阴，则腹满而嗌干。与温病略同，但内热之新故虚实不同也。

卫化于阳明，营生于太阴，阳明旺而太阴衰，则卫闭而营不能发，太阴旺而阳明衰，则营发而卫不能闭，营发则斑见而人生，卫闭则热亢而人死。疹家斑点发生，全赖脾阴之旺，滋益脾精，以泽燥土，疹家太阴之定法。

内外百病，悉缘太阴之湿，而惟疹病，则惟恐其燥。己土非燥，营热不至里蒸，终当外发也。

青萍地黄汤

浮萍三钱　生地三钱　丹皮二钱　芍药二钱　甘草一钱　生姜二钱　大枣三枚

流水煎半杯，热服。

治疹病太阴经证，腹满嗌干者。

少阴经证

口燥舌干

少阴经在太阴之次，太阴表邪不解，以次相传，五日则及少阴。其经自足走腰，行身之后，以癸水而化君火。少阴百病，皆水胜而火负，而惟温疫，则火胜而水负，故口燥舌干而渴。以其营郁热发，君相燔蒸，一水不敌二火，而再值木生火长之时，则水亏火盈，必然之势。滋益肾水，以清壮火，疹家少阴之良规也。

青萍天冬汤

浮萍三钱　天冬三钱　生地三钱　元参二钱　丹皮一钱　生姜三钱　栝楼根三钱

流水煎半杯，热服。

治疹病少阴经证，口燥舌干者。

厥阴经证

烦满发斑

厥阴经在少阴之次，少阴表邪不解，以次相传，六日则及厥阴，六经尽矣。其经自足走胸，行身之侧，循阴器而上行，故烦满而囊缩。厥阴肝木，司营血而胎君火，又与少阳相火两相表里，温疫之病，受在营血，营郁热发，君相之火俱炎，传至厥阴，热盛极矣。是时肝血不枯，水土滋润，营热不能内传，外发皮毛，自见红斑。经传厥阴，法宜凉营血而滋风木，泻皮毛而清相火也。

青萍当归汤

浮萍三钱　当归二钱　生地三钱　丹皮二钱　芍药二钱　生姜二钱　甘草一钱

流水煎半杯，热服。

治疹病厥阴经证，烦满囊缩，而使之发斑者。

红白续发

红斑外发，则营郁泄越，但卫闭未能豁开，其发非一次可尽。凡欲发斑，则生烦躁，脉必浮数，陆续而出，至二三日，继以白斑，则透发无遗矣。

白斑者，卫气之外泄也。白斑将发，人必烦郁昏晕，脉必浮大洪数。既发则脉静人安，别无余虑。红斑易生，白斑难生，非郁极不能外发。将发之时，烦乱昏狂，困极欲死者，往往有之也。

紫黑迟见

疹家斑点外发，愈早愈轻。卫旺而表密者，往往经尽乃发，甚有迟至数日之后者。大概已过六日，便是斑发之期，愈迟愈险。

若营弱不能遽发，过时斑见，而色变紫黑，则多至殒命。以其经热郁蒸，营血腐败，后期而发，遂难救药也。于其紫斑隐见，未能透发之时，速服清散之方，犹可挽转。是皆失于发表，故至于此。

出没隐见

疹点透发皮肤之外，按阵续生，新者已出而旧者未没，此为顺证。若卫敛表固，营弱不能透发，隐见皮里，顷刻即回，此为不救。其次则虽不立回，而终隐皮里，不能透露，此为隐疹。隐疹之家，营郁热伏，未经表散，久而血肉腐溃，发生风癞之疾，数年之后，亦伤性命。若早用发表，必无此祸也。

水停腹胀

疹家营热郁发，营藏于肝，其病自在厥阴。厥阴以风木主令，木郁风盛，津血耗伤，必生消渴。渴而多饮，土燥木达者，下窍疏泄，则水不停留，若土湿木郁，疏泄不行，必有停水。疹点出后，水停腹胀者，十之八九。此缘脏阴素旺，不能消水。若在瘟家，便是三阴脏寒之证，疹家脏阴不亏，则经热外发，反得其益。其经热隆盛，脏寒固不发作，而积水停瘀，必当泻之。其证腹满胁胀，头目晕眩，咳喘气逆，干燥思饮，而水入即吐，不能容受。以猪苓泻其积水，溲溺一通，浊气下达，则眩晕咳喘诸证俱瘳矣。

猪苓汤

猪苓三钱　茯苓三钱　泽泻二钱　滑石一钱，研　阿胶一钱，炒，研

流水煎半杯，入阿胶，消化，温服。

治疹后水停，胀满咳喘诸证者。

呕吐蛔虫

《伤寒·厥阴》有蛔厥之证，缘木郁蠹化，故生蛔虫。脏寒不能安蛔，故四肢厥逆，而吐蛔虫。非第伤寒，凡内外百病，而见吐蛔，必是脏寒。惟温疫则是热证，缘其经热盛发，脏寒必不内作。即其脏阴素旺，益以饮冷生寒，而疹家原不以脏寒败事，虽见吐蛔，不与伤寒、杂病同论。未可温里，只宜凉营发表，但不当用寒泻耳。

疹后昏愦

斑发之后，轻者即起，重者余热未清，犹有烦郁谵妄之证，再服清散之剂，便可慧爽。而皮毛已开，汗液当泄，纵不服药，余热自当渐除，不过三日之内，无不清白，静候亦可，莫须多事也。

疹后泄利

疹后泄利，全缘土湿水渍，以太阴湿旺，而渴饮水停，木郁风动，行其疏泄，水道不开，则谷道失敛，故生泄利。水去土燥，泄利自止，

不须服药。若其不止，恐肝脾遏陷，致生利病，宜以五苓，疏木泻水，以燥土湿也。

五苓散

茯苓三钱　猪苓二钱　泽泻二钱　白术二钱　桂枝一钱

研细，饮服二三钱，日三次。服后多饮暖水，取汗。

治疹后泄利渴饮，小便不利者。

疹后脓血

疹后泄利不止，肝脾郁陷，致成下痢脓血之疾。庸工谓是疹后余热，非也，此缘土湿木遏，郁生下热，膏血腐败，故便脓血。宜白头翁汤清其湿热，加甘草、阿胶、桂枝、茯苓，培土清风，疏木而泻湿也。

白头翁加甘草阿胶苓桂汤

白头翁三钱　黄连一钱　黄柏一钱　秦皮一钱　甘草一钱　阿胶二钱　桂枝一钱　茯苓三钱

流水煎半杯，入阿胶，消化，温服。

治疹后便脓血者。

疹后目疾

疹后营郁不能透发，余热伤眼，眦烂睛红，久而不愈，此肝气不调之故。肝窍于目而司营血，血热未清，肝气抑遏，故令病此。以凉营达木、泻湿清风之药调其肝气，木荣风息，眼病自瘳。

芍药桂苓胶地汤

芍药三钱　桂枝一钱　生地三钱　甘草一钱　茯苓三钱　阿胶二钱　生姜二钱

流水煎半杯，温服。

治疹后目疾。

六经治法

疹家六日经尽，血热外发，而见红斑。其在三日之前，早服表药，一汗解矣，营郁既泄，不至发斑。若三日之后，以至经尽，而服表药，血热已深，虽有汗出，犹发斑点。治法总宜发表，前三日则加清金泻热之药，后三日则加凉血滋阴之品，要以表邪透发、经热肃清为主。发之不透，余热缠绵，淫溃种种诸疾，为害非小也。

经腑殊方

疹家未病之前，原无内热，既病之后，亦无内寒，阳盛者则有传腑之条，阴盛者则无入脏之证。阳盛传腑，则宜寒泻，阳平而不入于腑，始终在经者，则寒泻无用，但须发表而已。善治者，在前三阳，则以汗解，在后三阴，则以斑解。详分经腑，细斟汗下，慎勿在经而用攻下之剂，亦莫入腑而用发散之方，汗下不谬，经腑清平，疹家之能事毕矣。

汗下宜忌

痘病寒伤营血，营闭而卫郁，疹病风伤卫气，卫闭而营郁，营开卫发，则生痘粒，卫开营发，则生疹点。以营热散于皮毛，故见红斑，而发自汗孔，故斑点正圆。营热外发则生，内郁则死。其内郁之原，必缘阳旺而腑热，腑热则宜寒泻。但内热之证，尚属后起，其先全是外热不解。阴旺之家，终无内郁之热，阳旺之人，表里感应，内郁日积，迟乃发热耳。阴旺而无内热者，固不可误清其里，即阳旺而内热未实，亦但可凉解表邪，未宜遽用寒泻，伤其里气。

病在经络，而攻其脏腑，此为粗工。若脏阴素旺之人，则中气败亡，而殒性命，所关非小。庸愚谬妄，凡治疹病，必用寒泻，已是不通，甚且泻之三日之内，方传阳经之时，则无论阳旺阴旺，总无是处矣。

四圣悬枢·卷五

伊公，丞相文端公之孙，大司马学庭公之子，名赞咸，字益庵，聪明好古，博综百氏，而尤爱农黄之学。玉楸子解温疫痘疹，四部俱成，此前贤所未喻，亦先圣之罕言。荒荒坤轴，落落玄宗，室无问字之人，门乏好奇之客。惟公清规远镜，洞辟灵台，玄鉴虚凝，廓开智府，挑银釭而夜诵，卷珠箔以晨披，得其寰中，超以象外，流水是其今日，明月乃其前身，百年以来，一人而已。采其清言微旨，作四问之篇。

伊公四问第五

伊公问旨

癸酉八月，玉楸子成《四圣悬枢》，论温疫痘疹之法。少司马伊公问曰：温疫痘疹四病，异同之义云何？玉楸子曰：感于秋冬，谓之伤寒，感于春夏，谓之温病。温病者，一人之病，非众人所同病也。其州里传染，众人同病者，是为疫疠。疫分寒温，春夏谓之温疫，秋冬谓之寒疫。痘即大人之寒疫，疹即大人之温疫也。

问温五条

问：经所言热病为何？玉楸子曰：热病即温病也，病于春者谓之温，病于夏者谓之热。《素问·评热病论》：先夏至日者为病温，后夏至日者为病暑，暑即热也，以时令而异名也。

问：温病与伤寒何殊？玉楸子曰：《素问》：热病者，伤寒之类也，而实非伤寒。伤寒感秋冬之寒，温病感春夏之风，时令不同，而寒温异矣。

问：温病与温疫何殊？玉楸子曰：温病之根，得之冬伤于寒，而有内热，感则表里皆病。温疫冬不伤寒，而无内热，但是表病，阳盛之家，而后里病也。

问：冬伤于寒，何缘而有内热？玉楸子曰：冬气封藏，天地闭塞，阳蛰九地之下，则寒水得令。人于冬时，纵欲亡精，阳泄而火飞，是以变寒而为热也。

问：冬伤于寒，何缘而春必病温？玉楸子曰：凡外感之深，必因内伤之重，阳气重伤，病则寒深，阴气重伤，病则热深，表里热剧，皮毛不开，是为温病。盖卫气以收敛为性，平日内热郁伏，一遇风邪，伤其卫气，卫闭则营郁，营血郁蒸而欲泄于内，风气发扬而欲泄于外，内外交泄而卫气愈敛，其性然也，敛而不启，乃成温病。春夏风多，是以最易感伤。若脏腑平和，素无内热，则旋感而旋解，不成温病也。

问疫五条

问：疫分寒温，前贤不解，先生推仲景微义，以发眇旨，令吾闻所不闻，快矣，但犹有疑焉。秋冬则曰伤寒，春夏则曰温病，寒疫亦以秋冬名，温疫亦以春夏名。温病温疫，俱缘中风，仲景《伤寒》所列中风，实非春夏之温病，是为何时之邪也？玉楸子曰：仲景中风，秋冬之病也。秋冬之月，不皆寒天，其时日暖风和，而病外感，自是风淫，而非寒邪。然究与三春之炎风、九夏之温风气候迥别，故但名中风，而不可以为温热也。

问：寒疫温疫，感异风寒，邪既不同，证自悬殊，其分别之义安在？玉楸子曰：风为阳邪，而性疏泄，寒为阴邪，而性闭涩。故温疫之脉浮缓，其证发热而有汗，寒疫之脉浮紧，其证恶寒而无汗。温疫卫闭而营郁，是以经尽而出红斑，寒疫营闭而卫郁，是以经尽而发白汗。汗者，卫气之所蒸泄，斑者，营血之所逼现。其病解既别，其病发亦判，不相混也。

问：温疫得之风邪，当与中风同法，寒疫得之寒邪，当与伤寒同法，今温疫不用桂枝，寒疫不用麻黄，其法不同何居？玉楸子曰：春夏温病，秋冬伤寒，虽感天地之风寒，然不因岁气之偏。至于疫疠，阴阳愆伏，寒暄错乱，或盛夏而零寒露，或隆冬而飘温风，节候乖常，是以成疫。其分寒温于冬夏者，大略如此，而未始尽然，固难以桂枝、麻黄统治错杂无定之寒温也。

问：寒疫温疫之传脏腑，同乎不同？玉楸子曰：温疫有表热而无里热，不必传腑，阳盛者，里热作，乃传于腑，寒疫有表寒而无里寒，不必传脏，阴盛者，里寒动，乃传于脏。寒疫传脏，未始不入腑，其入腑者，亦是寒而非热也，温疫传腑，未始不入脏，其入脏者，亦是热而非寒也。温疫非无寒，而寒终不胜其热，入腑而病热者多，入脏而病寒者少，寒疫非无热，而热终不胜其寒，入脏而病寒者多，入腑而病热者少也。

问：温疫热胜，法宜清泻，寒疫寒胜，法宜温补否耶？玉楸子曰：温疫之热，在表不在里，法宜清散其表热，不必清里，表热入腑，而后用清泻之剂，寒疫之寒，在表不在里，法宜温散其表寒，不必温里，表寒入脏，而后用温补之方，是当透发表邪，非有里证，不可误用攻补。后世庸工，之于疫疠，不论寒温表里，概用硝黄泻下，十治九误，此助天为虐者也。

问痘七条

问：痘始何时？书昉何代？玉楸子曰：黄帝、岐伯、越人、仲景四圣，谈医不及痘证，然疫疠之疾，岐伯于运气诸篇，往往及之。痘即大人寒疫，未有大人独病而小儿不病者。推其渊源，实始上古，但先圣未言耳。痘书之作，则起后世，大抵皆赵宋以后之人也。

问：小儿寒疫，何为而发豆颗？玉楸子曰：寒疫营闭而卫郁，营开卫泄则为汗，疫邪固涩，而小儿表密，卫气不能透发，故冲突皮肤，而发豆粒者。使窍开而汗出，卫郁泄于皮肤之外，不作痘形也。

问：痘粒之丰圆何故？玉楸子曰：寒邪外闭，三日而传三阳，卫郁盛满，发于汗孔，外为皮肤所限，旁为汗孔所束，卫郁发越，颗粒充盈，不得不丰圆也。

问：痘粒之散漫何故？玉楸子曰：肺藏卫气，而司皮毛，金性收敛，卫外而敛皮毛，故谓之卫。卫盛则皮肤敛束而致密，卫虚则皮肤松懈而疏豁，卫郁外发，冲其皮肤，而裹束不紧，旁无界限，是以散漫而不丰圆也。

问：痘属外感，可以汗解耶？玉楸子曰：何为而不可也！大人寒疫，必以汗解，小儿不得汗解，故发痘粒，若可汗解，何必以痘解！譬如大人，强以固表之药敛之，使之不得汗解，而以痘解可乎。

问：痘家最恐表虚，不能完满

收结，今以汗泄卫阳，能无后虑？玉楸子曰：大人汗解，不必皆死，小儿无汗，不必皆生。卫虚者，汗之亦死，不汗亦死，卫盛者，不汗亦生，汗之亦生。若用人参黄芪于表药之中，则卫虚可汗，而何况实者。苟非过汗亡阳，保无后虑也。

问：痘书何故而错谬如是？玉楸子曰：造化之理，非圣不作，非明不述。百世一圣，而至犹接踵，千里一贤，而生同比肩，圣明之少也如是。即有圣作，必待乎述，况后无明者之述，即有明述，犹须乎作，况前无圣人之作。以俗子腐生而冒圣作之才，以顽民悍夫而僭明述之业，此蟪蛄而谈春秋，朝菌而议晦朔耳，何当于是哉！

问疹四条

问：生平所观疹痘之书众矣，无如此之明白清畅，犀照无遗者也，但小儿痘发而不再病，疹则感而又病，其义何居？玉楸子曰：小儿痘病，卫气大发，窍隧疏漏，复感寒疫，则与大人，同以汗解，故痘不再生。小儿疹病，即大人温疫，其痘后未尝不病寒疫，则其疹后何能不病温疫，是以可一而可再也。

问：疹病可以汗解乎？玉楸子曰：寒疫营闭而卫郁，温疫卫闭而营郁，营开卫发则为痘，卫开营发则为疹，营卫透泄，皆能作汗，痘疹者，营卫晚发而不得早泄者也。若早发其汗，卫郁既泄，则痘粒安生？营郁既泄，则疹点何来？既成痘疹，悉缘失治，原非必生之病，胡不可以汗解也！

问：疹病即大人温疫，先生但解温疫可矣，何为又解疹病？玉楸子曰：温疫一也，而少长大别，则证状亦自微异。小儿年齿幼小，然或怀质抱真，而秉良资，大人春秋盛壮，然或淳漓朴散，而负空器，则补泻温清之法，自难尽同也。

问：小儿疹病，既即大人温疫，何疹发之时，小儿独病，大人不染耶？玉楸子曰：《灵枢·九宫八风》之篇：太乙随一岁八节，而居八方，太乙移日，天必应之以风雨。风从所居之乡来，为实风，如冬至后四十六日，风自北来，夏至后四十六日，风自南来。主长养万物，从其冲后来，为虚风，如冬之南风，夏之北风也。伤人者也，仅候虚风而避之，故圣人日避虚邪如避矢石，邪勿能害。风从西方来，名曰刚风，风从北方来，名曰大刚风，风从东南来，名曰弱风，风从南方来，名曰大弱风。风有刚弱，人有少长，感以大王之风，宋玉《风赋》)，少者不伤，此大王之雄风也，袭以婴儿之风，风从东方来，名曰婴儿风。长者不病。同声相应，同气相感，自然之理也。